EAUX

SULFUREUSES NATURELLES

A. Parent, imprimeur de la Faculté de Médecine, rue Mr-le-Prince, 31.

EAUX SULFUREUSES

NATURELLES

DE LEURS EFFETS PHYSIOLOGIQUES

ET DE

LEURS PRINCIPALES APPLICATIONS THÉRAPEUTIQUES

Par Léopold FONTAN

DOCTEUR EN MÉDECINE DE LA FACULTÉ DE PARIS,

ANCIEN INTERNE EN MÉDECINE ET EN CHIRURGIE DES HÔPITAUX DE PARIS,
MÉDAILLES DE BRONZE DE L'ASSISTANCE PUBLIQUE,
MEMBRE DE LA SOCIÉTÉ ANATOMIQUE ET DE LA SOCIÉTÉ MÉDICALE D'OBSERVATION,
MÉDAILLE DU GOUVERNEMENT (CHOLÉRA 1865).

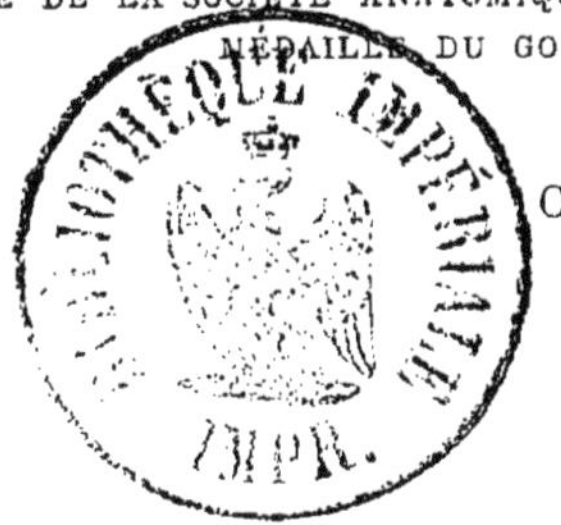

> On pourrait peindre en trois mots l'action des
> Eaux sulfureuses : 1° augmenter et réveiller
> le mal ; 2° le déplacer ; 3° l'user.
>
> Dr AMÉDÉE FONTAN,
> *Recherches sur les Eaux minérales.*

PARIS

P. ASSELIN, SUCCESSEUR DE BÉCHET JEUNE ET LABÉ,

LIBRAIRE DE LA FACULTÉ DE MÉDECINE,

Place de l'Ecole-de-Médecine.

1867

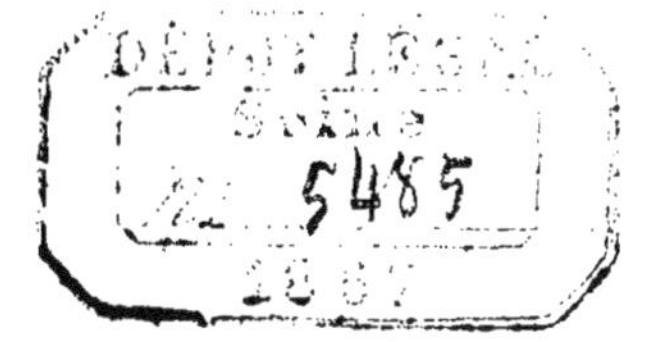

A LÁ MÉMOIRE VÉNÉRÉE DE MON ONCLE

LE Dr J.-P.-AMÉDÉE FONTAN

MÉDECIN-CONSULTANT AUX EAUX DE BAGNÈRES-DE-LUCHON, CHEVALIER DE LA LÉGION D'HONNEUR, MEMBRE CORRESPONDANT DE L'ACADÉMIE IMPÉRIALE DE MÉDECINE, LAURÉAT DE L'INSTITUT, MEMBRE CORRESPONDANT DE L'ACADÉMIE DES SCIENCES, INSCRIPTIONS ET BELLES-LETTRES DE TOULOUSE, DE LA SOCIÉTÉ DE MEDECINE DE BORDEAUX, DE L'ACADÉMIE DE MÉDECINE DE DRESDE, ANCIEN INTERNE DES HÔPITAUX DE PARIS, LICENCIÉ EN DROIT, ETC.

AVANT-PROPOS

Ayant depuis longtemps en vue l'étude et l'application des eaux sulfureuses thermales auxquelles nous nous étions destiné, engagé d'ailleurs dans cette voie, et guidé par les conseils aussi bien que par la longue et fructueuse expérience d'un oncle à jamais cher dans notre mémoire, nous avons cru ne pouvoir mieux faire, en entrant à notre tour dans la pratique, que d'exposer, aussi brièvement et aussi simplement que possible, l'état de la science sur cette intéressante question. Il est malheureusement bien des points que nous n'avons fait qu'effleurer, tant est vaste l'étendue du sujet. Il en est surtout que nous aurions voulu contrôler par les résultats fondés sur des observations entièrement personnelles; mais on ne pouvait exiger de nous, en pareille circonstance, des connaissances qu'une longue pratique peut seule faire acquérir.

Nous bornant complétement à l'étude des eaux

sulfureuses naturelles, nous avons divisé notre travail en trois parties comprenant :

1° L'exposé des propriétés physiques et chimiques de ces eaux en général ;

2° L'examen de leurs effets physiologiques ;

3° Enfin, les principales applications thérapeutiques auxquelles elles peuvent donner lieu.

EAUX
SULFUREUSES NATURELLES

CHAPITRE PREMIER.

CLASSIFICATION DES EAUX SULFUREUSES.

On donne le nom d'Eaux sulfureuses aux sources minéralisées par des sulfures alcalins ou par l'acide sulfhydrique qu'elles tiennent en dissolution.

Suivant la nature des terrains qui leur ont donné naissance ou qu'elles viennent à traverser, suivant les principes minéralisateurs qui s'y trouvent dissous, ces sources ont été séparées en deux groupes principaux, ayant chacun des propriétés physiques et chimiques spéciales, sur lesquelles nous croyons utile de donner quelques détails. En effet, cette distinction, une fois établie, ne pourra que simplifier l'étude des eaux sulfureuses *naturelles* qui doivent plus particulièrement nous occuper, comme l'indique le titre même de cette dissertation.

M. le Dr A. Fontan (1) a constaté que certaines sources présentent le principe sulfureux dans tous les points de leur parcours et sortent vraiment sulfureuses du sein des roches primitives,

(1) *Recherches sur les Eaux minérales des Pyrénées, de l'Allemagne, de la Belgique, de la Suisse et de la Savoie*, 2ᵉ édit., p. 276.

tandis que d'autres ne prennent ce caractère que dans les couches superficielles du sol, lorsqu'elles viennent à traverser par hasard des matières organiques en putréfaction. Il a nommé les premières *naturelles*, primordiales ou par composition ; et les secondes *accidentelles*, secondaires ou par décomposition. M. Filhol, se fondant plutôt sur leur constitution chimique que sur leur origine et leur mode de formation, appelle les premières *sulfurées sodiques*, et les secondes *sulfurées calciques*.

A côté de ces deux groupes principaux, mentionnons de suite, pour n'avoir pas à y revenir, une variété qui s'y rattache et qu'Anglada désignait sous le nom d'eaux sulfureuses *dégénérées* : ce sont des sources naturelles qui, sous l'influence de l'action décomposante de l'air ont perdu leur principe sulfureux, mais en conservant toutefois leurs autres qualités chimiques et en restant douées de propriétés thérapeutiques.

Quels sont les caractères que M. Fontan a pris pour base de sa classification ?

1° *Eaux sulfureuses naturelles.*—Elles naissent toutes dans le terrain primitif ou sur les limites de ce terrain et de celui de transition ; et, si par hasard on les voit sortir d'un terrain de formation récente, il est facile de retrouver leur origine dans le terrain primitif situé au-dessous. Elles sont probablement telles aujourd'hui qu'elles étaient le jour où se sont produites les chaînes de montagnes d'où elles jaillissent, et se sont chargées de leurs principes sulfureux à l'instant même où elles se minéralisaient. Soustraites aux causes extérieures d'altération, elles présentent une température constante et une invariabilité absolue dans les proportions de leur principe sulfureux.

Presque toutes sont thermales, ou si elles sont froides, elles le doivent à des mélanges ou aux grands circuits qu'elles sont obligées de faire dans le sein des roches primitives. Quand elles sont bien captées et sortent de la roche en place, après avoir bien pris leur équilibre, on remarque qu'elles jaillissent pas groupes symétriques linéaires ou rayonnés, la source la plus sulfureuse et la plus chaude étant toujours au centre du groupe, tandis que les autres vont en diminuant graduellement de température et de sulfuration à mesure qu'on s'éloigne du centre. Dans chaque localité, s'il existe plusieurs sources, c'est la plus chaude qui est la plus sulfureuse, et elle devient d'autant plus sulfureuse qu'elle se trouve plus profondément située.

Elles naissent seules, éloignées de toutes les autres sources, et présentent, comme principe sulfureux, un sulfure ou un sulfhydrate sodique. En dehors de ce principe, elles ne contiennent qu'une très-petite quantité de matériaux salins. Ces matériaux sont toujours du sulfate de soude, du chlorure de sodium, du silicate de soude, et l'on n'y trouve ni sulfate de chaux, ni chlorure de calcium, ni magnésie.

Elles ont une réaction alcaline très-prononcée.

Leur saveur est franchement sulfureuse. Lorsqu'on les examine à leurs griffons, et qu'elles n'ont pas de traces d'acide sulfhydrique, elles sont inodores : ce n'est qu'en absorbant l'oxygène de l'air qu'elles répandent plus ou moins l'odeur caractéristique de l'acide sulfhydrique.

Le gaz qui se dégage spontanément de ces sources est de l'azote pur ; celui qui se dégage par l'ébullition est de l'azote mêlé de quelques traces d'hydrogène sulfuré.

Elles renferment une proportion notable de substance azotée en dissolution, dans quelque point de leur parcours qu'on les examine. Cette substance se dépose, à l'abri de l'air et de la lumière, sous forme d'une sorte de gelée qu'on a nommée *barégine*.

. La plupart des Eaux sulfureuses des Pyrénées, à deux ou trois exceptions près, font partie de ce groupe ; les principales sont : Ax, Bagnères-de-Luchon, Barèges, Cauterets, Bonnes, Saint-Sauveur, Amélie-les-Bains, le Vernet.

2° *Eaux sulfureuses accidentelles*. — Elles naissent toutes dans le terrain de transition, et plutôt dans le secondaire et le tertiaire, souvent au voisinage des dépôts de gypse. C'est dans ces terrains, formés en grande partie de matières calcaires, qu'elles se minéralisent.

Presque toujours placées dans le voisinage des sources salines qui ont la même composition qu'elles et dont elles dérivent, elles sourdent souvent auprès de sources ferrugineuses crénatées. Elles naissent plus souvent froides; quelques-unes cependant sont tièdes et même chaudes. Mais, dans ces cas, on trouve en général, à côté, une source saline ehaude qui décèle leur origine. Leur mode d'arrangement, au point d'émergence, ne présente pas cette régularité symétrique qu'on observe dans la classe précédente. Toutefois, M. Fontan reconnaît avoir trouvé, en Allemagne, des eaux accidentelles rangées suivant un ordre symétrique, mais qui était opposé, quant au sulfure, à celui des eaux naturelles; or, ce fait, comme on le voit, ne saurait renverser la règle posée par cet auteur. Une autre particularité à noter, dans ce groupe d'eaux, c'est que plus on se rapproche des sources principales, et moins elles sont sulfureuses. La composition de ces eaux n'est pas constante. Elles n'ont pas de fixité quant au degré de sulfuration et de température, et les changements de temps les exposent à de notables variations, comme cela arrive à Enghien, ce qui prouve la formation superficielle de ces eaux.

Comment ces eaux deviennent-elles sulfureuses? Tout d'abord salines dans la première partie de leur trajet, chargées principalement de sulfate de chaux ou de soude, mais sans aucun vestige encore de sulfure alcalin, elles n'accusent le caractère sulfureux que lorsqu'elles ont rencontré, dans le sein de la terre, des dépôts riches en substances organiques, des bancs de tourbe, par exemple. C'est parce qu'alors les sulfates qu'elles contenaient primitivement ont été réduits, c'est-à-dire désoxygénés, au contact de ces substances, et transformés en sulfures. On observe habituellement que c'est le sulfate de chaux qui joue ici le rôle essentiel, et qui est décomposé et converti peu à peu en sulfure de calcium. Celui-ci, à son tour, donne naissance à du carbonate de chaux et à de l'hydrogène sulfuré quand le liquide vient à se mettre en rapport avec l'acide carbonique.

Ces eaux sont très-riches en principes minéralisateurs : les sels calcaires et magnésiens y prédominent, surtout à l'état de chlorures ; mais c'est le sulfure de calcium qui constitue leur caractère propre. Elles sont moins alcalines que les sulfureuses naturelles.

Le gaz qui s'en dégage est de l'acide carbonique mêlé d'acide hydrosulfurique avec des traces d'azote. Elles répandent toujours une odeur sulfhydrique très-prononcée. Leur saveur a quelque chose d'âcre, de fétide, de marécageux.

Enfin, elles ne tiennent pas des matières organiques en dissolution ; et, lorsqu'elles en renferment, cette matière ne s'y trouve qu'en petite quantité, elle n'est pas spéciale comme dans les sulfureuses naturelles et semble de la même nature que celle des eaux salines.

Les Pyrénées ne possèdent que très- peu d'eaux accidentelles ; Cambo (Basses - Pyrénées) doit être rattaché à ce groupe dont les types sont : Enghien, les eaux d'Allemagne et de Belgique.

Tels sont les caractères bien tranchés qui servent de ligne de démarcation aux Eaux sulfureuses naturelles et aux Eaux sulfureuses accidentelles ; et le tableau suivant que nous reproduisons, et dans lequel ces caractères se trouvent résumés et mis en parallèle, permettra de les embrasser d'un seul coup d'œil et fera peut-être mieux comprendre le côté véritablement pratique de la classification établie par M. Fontan.

Eaux sulfureuses naturelles (sulfurées sodiques).	*Eaux sulfureuses accidentelles* (sulfurées calciques).
1° Terrains primitifs ou limites des terrains primitifs et de transition.	1o Terrains de transition ou terrains modernes.
2o Isolées.	2" Voisines de sources salines.
3" Très-peu de substances salines.	3o Quantité notable de substances salines.
4o Gaz azote pur.	4o Acide carbonique; hydrogène sulfuré; traces d'azote.
5o Grande quantité de substances azotées en dissolution.	5o Pas de substances azotées ou à peine.
6° A peine de sels calcaires ou magnésiens.	6o Sels calcaires ou magnésiens, et chlorures.
7o Sulfure ou sulfhydrate sodique.	7° Sulfure de calcium ou sulfhydrate de chaux.
8° Thermales, à moins que refroidies par des mélanges ou des circuits.	8o Froides, à moins que réchauffées par des sources voisines.

Cette division des Eaux sulfureuses, qui, on peut le dire, est aujourd'hui devenue classique et est adoptée par la plupart des auteurs, a été l'objet cependant de quelques critiques. On a reproché surtout à M. Fontan d'avoir trop systématisé les cacactères distinctifs des deux classes d'eaux; mais si la règle qu'il a posée souffre des exceptions, il faut reconnaître qu'elles sont fort peu nombreuses.

et l'on peut accepter, dans son ensemble, comme l'expression de la vérité, la classification qu'il a introduite dans cette partie de l'hydrologie. D'ailleurs, il nous paraît avoir répondu victorieusement aux diverses objections qui lui ont été adressées.

Ainsi, on a prétendu que, puisqu'il existait des sulfates et de la matière organique dans les deux espèces de sources, elles pouvaient bien avoir toutes deux la même origine et s'être minéralisées de la même manière, dans les profondeurs de la terre ; seulement, dans les unes ce serait le sulfate de soude, et dans les autres le sulfate de chaux qui aurait subi l'action réductrice de la matière organique. Donc la distinction entre les eaux sulfureuses naturelles et les accidentelles serait arbitraire, si, comme le fait observer M. le professeur Wurtz (1) avec tant de justesse, « les premières ne possédaient pas une composition si spéciale et si remarquable, surtout par la faible proportion des matériaux solides. » En outre, les expériences de M. Fontan démontrent suffisamment que les choses ne doivent pas se passer de la même manière dans les deux cas, et qu'il y a impossibilité à ce que le principe sulfureux des eaux naturelles se forme par décomposition de la matière organique. Ayant, en effet, conservé de cette matière pendant plus de quinze ans dans de l'eau, soit pure, soit mêlée à des sulfates alcalins, sans qu'elle se soit altérée, il a ouvert, à des époques diverses, des flacons con-

(1) *Traité de chimie médic.*, t. I, p. 120.

tenant le résidu de l'évaporation des eaux sulfureuses naturelles, concentré, mais non desséché, et par conséquent renfermant des sulfates et cette matière organique, et jamais il n'a senti l'odeur de sulfure ou d'hydrogène sulfuré. Au contraire, toutes les eaux salines ou sulfureuses accidentelles, qui contiennent une autre espèce de matière organique, répandaient, quand il ouvrait les flacons renfermant le résidu de leur évaporation, une odeur de sulfure et d'hydrogène sulfuré caractéristique.

Ces résultats prouvent la différence qui existe dans la constitution des deux espèces d'eaux et justifient la distinction qui a été établie entre elles. Les critiques qui lui ont été adressées reposent plutôt, nous le savons bien, sur une querelle de mots que sur une sérieuse argumentation de faits. Ainsi, c'est la dénomination imposée aux eaux de la seconde classe, qui a été surtout attaquée ; cependant, comme a eu soin de le dire l'auteur, il n'entend pas désigner par le mot *accidentelles* des sources sulfureuses formées par hasard ou par accident, mais des sources qui, *salines à leur point de départ du centre de la terre*, deviennent sulfureuses dans les couches superficielles du sol par des *accidents de terrains* d'une nature organique. Le mot accident, en effet, est un terme technique en géologie, et s'emploie quand on veut désigner un terrain ou une portion de terrain qui diffère du terrain environnant (1). Cette expression est donc parfaitement au-

(1) A. Fontan, *loc. cit.*, p. 155

torisée et ne saurait donner lieu à une fausse interprétation.

Parmi les sulfates que les eaux contiennent en dissolution, le sulfate de chaux est, comme on le sait, le plus abondant, et c'est avec la plus grande facilité qu'il se convertit en sulfure de calcium, à la température ordinaire, sous la seule influence des matières organiques. Donc, pour qu'une eau primitivement saline se transforme en eau sulfureuse, il suffit qu'elle rencontre un terrain imprégné de ces matières. Les exemples fourmillent, qui prouvent que les choses se passent ainsi ; qu'on nous permette d'en mentionner un, dont les détails se trouvent relatés tout au long dans l'ouvrage déjà cité (1). Lorsque M. Fontan visita, en 1836, les sources de Bagnères-de-Bigorre, on venait de découvrir une nouvelle source sulfureuse au bord de l'Adour, dans le voisinage d'une papeterie. Déjà les vertus miraculeuses de cette eau avaient été proclamées au loin ; les médecins du lieu l'ordonnaient en boisson à leurs malades, et, pour prêcher d'exemple, en faisaient eux-mêmes d'abondantes libations. La ville voulait acheter cette source au propriétaire et l'on parlait d'y construire un grand établissement. M. Fontan examina avec attention le terrain que traversait cette eau, y reconnut un banc de tourbe, le fit enlever, et, au bout de quelques heures, la source sulfureuse avait disparu. Voilà donc une eau sulfureuse formée à la surface de la

(1) A. Fontan, *loc. cit.*, p. 143.

terre, et sa formation était réellement accidentelle, puisqu'elle dépendait de la présence fortuite de matériaux organiques. Par conséquent, toutes les fois qu'une eau sulfatée rencontrera de ces matériaux, une réaction semblable se produira, et, pour l'empêcher, il suffirait de détourner le cours de la source; de même qu'on parviendrait (qu'on nous passe l'expression) à *fabriquer* des eaux sulfureuses, en se plaçant dans les conditions que nous venons d'énoncer, c'est-à-dire en faisant passer une source sulfatée sur de la tourbe. Cela nous explique encore l'existence des eaux adventices et intermittentes sulfureuses : en effet, quand les eaux arrivent à un certain niveau, elles présentent le caractère sulfureux; si elles n'atteignent pas ce niveau, elles restent sulfatées.

Nous avons dit plus haut que ces eaux contenaient toujours de l'acide carbonique. Or, cet acide jouit, on le sait, de la propriété de décomposer les sulfures en présence de l'eau; il se dégage alors de l'acide sulfhydrique, il se forme du carbonate de chaux, et cette réaction rend compte de la présence de l'acide sulfhydrique dans les eaux accidentelles.

D'autres preuves encore établissent que le mode de formation de ces eaux, que nous venons d'exposer, est bien le véritable, et l'une d'elles se tire de leur composition même. Ainsi elles contiennent des sulfates de même base que les sulfures et de l'acide carbonique; elles contiennent aussi des carbonates de même base que les sulfures et les sulfates, et de l'acide sulfhydrique. Une autre preuve se tire de la constitution du terrain ; partout, en effet, où l'on trouve des eaux sulfureuses accidentelles, on rencontre dans le voisinage des terrains riches en sulfate de chaux. Enfin, quand les principes sulfurés varient dans une eau de cette nature, les sulfates varient en sens inverse ; ainsi, à la source de la Pêcherie, à Enghien, le sulfure de calcium diminue depuis quelques années, mais en même temps le sulfate de chaux augmente.

Ces diverses preuves doivent donc paraître plus que suffisantes, et nous n'avons pas besoin d'insister davantage sur ce point. Il serait d'ailleurs facile de rapporter des faits pareils à celui de Bagnères-de-Bigorre, que nous avons cité tout à l'heure. Et, sans aller chercher si loin nos exemples, ne voit-on pas assez souvent dans le voisinage de nos demeures, comme le fait observer M. Wurtz (1), une eau de puits devenir tout à coup sulfureuse, lorsque, par suite d'infiltrations souterraines, la source se trouve souillée par le mélange de matières organiques? On voit aussi quelquefois, en mer, du sulfure se développer dans les eaux douces que les navires embarquent pour leur approvisionnement : il suffit pour cela que ces eaux, chargées de sulfate de chaux, aient été quelque temps en contact avec le bois des tonneaux qui les renferment. Pourquoi ne pas admettre alors que les choses se passent de même dans les profondeurs du sol, et que des eaux salines subissent, dans des

(1) *Loc. cit.*, p. 119.

circonstances données, des réactions analogues? Combien de sources, cependant, qui existent dans les pays éloignés des montagnes et des terrains primitifs, et dont le caractère sulfureux ne reconnaît pas assurément une autre origine! Aussi peut-on regarder comme très-heureuse l'épithète par laquelle un homme de beaucoup d'esprit caractérisait les sources sulfureuses accidentelles, en les apppelant des *eaux artificielles frelatées* par la nature.

Cette division des eaux minérales sulfureuses étant bien établie, tout ce qui nous reste à dire maintenant se rapportera spécialement à l'étude des eaux sulfureuses naturelles ou sulfurées sodiques, en un mot, au groupe thermal des Pyrénées.

Propriétés physiques des Eaux Sulfureuses naturelles.

Si on examine les eaux sulfureuses naturelles au point même où elles jaillissent du sol, elles sont limpides, incolores, sans odeur. Elles ont une saveur hépatique et présentent au toucher, surtout quand elles sont tièdes, ce contact onctueux propre aux dissolutions alcalines. Leur densité est peu supérieure à celle de l'eau distillée, ce qui tient à ce qu'elles renferment très-peu de principes minéraux ; elles n'en contiennent, en effet, que 0,25 à 0,35 centigrammes par litre. Elles possèdent la propriété de former avec les sels de plomb un précipité noir de sulfure.

Thermalité. — Toutes les eaux sulfureuses naturelles sont thermales, excepté celle de Labassère, dont la température n'est que de 12 degrés. La chaleur des eaux qui nous occupent peut s'élever jusqu'à 78 degrés. Les hydrologistes ne sont pas d'accord sur la température que doit posséder une eau pour être thermale. M. Filhol appelle *thermales* toutes les eaux à température fixe. Suivant l'*Annuaire des eaux minérales de France*, une eau est thermale, quand sa température est sensiblement supérieure à la température moyenne de son point d'émergence. C'est là la définition la plus rationnelle et qui prête le moins à l'arbitraire.

On a fait de nombreuses hypothèses pour expliquer la chaleur des eaux minérales. Voici les quatre principales :

1° Les uns l'attribuent aux réactions chimiques qui se passent dans le sein de la terre. Or, si cela était, les eaux les plus chargées de substances devraient être les plus chaudes; cependant celles de Luchon, beaucoup plus sulfureuses, sont moins chaudes que celles d'Ax, par exemple.

2° Anglada supposait qu'elle était due à des courants électriques souterrains.

3° Le voisinage des volcans a été considéré aussi comme la cause de la chaleur des eaux; mais, comme la cause de la chaleur des volcans est elle-même inconnue, cette hypothèse rentre dans la suivante, qui est la plus probable :

4° Celle de la chaleur centrale. D'après cette manière de voir, les eaux se seraient échauffées en traversant les couches profondes du sol et elles seraient d'autant plus chaudes qu'elles viendraient d'une plus grande profondeur. La température élevée que possèdent les eaux artésiennes, l'accroissement de la température du sol avec la profondeur, et les connaissances nouvelles sur la cosmogonie, me semblent donner à cette hypothèse une grande valeur.

La chaleur des eaux thermales est beaucoup moins élevée qu'elle ne devrait être, à cause de la profondeur des terrains où elles se forment. Cette profondeur est démontrée par la sensibilité qu'elles accusent vis-à-vis des tremblements de terre, même de ceux qui ne se manifestent pas dans le lieu de leur émergence. Ce phénomène indique évidemment une relation entre ces eaux et les parties profondes du globe terrestre.

On a beaucoup discuté pour savoir si la chaleur des eaux thermales était la même que la chaleur artificielle. M. Fontan croit que, physiquement, les deux phénomènes sont identiques ; mais, au point de vue thérapeutique, l'expérience lui a démontré d'une manière non douteuse, sans qu'on puisse en déterminer la cause, qu'il y a une différence considérable entre une eau thermale et une eau chauffée artificiellement. La thermalité d'une eau est même pour certains médecins une propriété beaucoup plus importante au point de vue thérapeutique que la composition chimique.

Une remarque très-curieuse qu'a faite M. Fontan, et dont nous avons dit un mot à propos de la classification des eaux sulfureuses, c'est que dans une localité où les sources sont bien captées, la plus sulfureuse et la plus chaude se trouve toujours au centre, tandis que les autres vont en se refroidissant de chaque côté, à mesure qu'elles s'éloignent. C'est ce qu'on observe à Baréges, à Cauterets, etc. Cette symétrie n'existait pas autrefois à Luchon, et ce fut cette anomalie qui engagea M. Fontan à faire pratiquer des fouilles qui montrèrent que ce défaut d'harmonie était dû à des bouleversements du sol. Aussi, actuellement, la source Bayen, la plus sulfureuse et la plus chaude, est au centre.

Propriétés chimiques des Eaux Sulfureuses naturelles.

Elles sont alcalines au papier de tournesol, et doivent cette alcalinité au silicate de soude, au carbonate, et surtout au sulfure de sodium qu'elles contiennent.

Tant qu'on les maintient à l'abri de l'air, elles ne s'altèrent pas; mais, dès qu'elles subissent son action, elles se transforment et leurs principes se modifient. Limpides, claires et presque inodores, à l'origine, elles ne tardent pas, au contact de l'air, à louchir, à se colorer en jaune-verdâtre, et à acquérir une odeur d'œufs pourris, qui, après avoir d'abord augmenté, diminue progressivement et finit par disparaître, quand tout le sulfure de sodium est décomposé.

Ces réactions sont dues à l'action de l'air. Le gaz

que les eaux dégagent à leur origine n'est formé
que d'azote ; mais, au bout de quelque temps, l'air
agissant sur elles, le sulfure de sodium s'oxyde et
se transforme en carbonate de soude ; l'acide sulfhydrique se dégage et se décompose en partie, en
formant de l'eau et du soufre qui se dépose souvent en quantité considérable, et presque pur, dans
les tuyaux de conduite et dans les réservoirs. L'acide
silicique que ces eaux contiennent a probablement,
comme l'acide carbonique, une action sur ce phénomène.

L'acide carbonique de l'air est sans doute l'élément le plus important de cette réaction ; car, si
l'acide silicique était prépondérant, comme il existe
dans l'eau avant sa sortie de terre, cette eau devrait
dégager immédiatement de l'acide sulfhydrique, et
c'est ce qui n'a pas lieu, puisqu'elle ne dégage que
de l'azote (1).

Les eaux commencent d'abord, sous cette influence, par devenir laiteuses, puis elles déposent
une quantité de soufre quelquefois assez considérable. Dans d'autres circonstances, le sulfure de
sodium, sous l'action de l'air, forme un polysulfure
qui donne à certaines eaux minérales leur couleur
verdâtre, et en même temps du soufre se dépose à
la surface sous l'aspect d'une mince pellicule qui
présente, à la lumière, des reflets irisés.

(1) Cette opinion nous est fournie par notre ami M. Guichard,
interne en pharmacie des plus distingués, qui a bien voulu contrôler la partie de ce chapitre, relative aux propriétés et à la
composition chimiques de ces eaux.

Enfin, il est un fait très-curieux qui se passe dans les eaux minéralisées par l'acide sulfhydrique : les linges qui y sont plongés, soumis ensuite à l'action de l'air, sont bientôt brûlés. Ce phénomène est dû, suivant M. Dumas, à ce que, sous l'influence du linge agissant comme corps poreux, l'acide sulfhydrique s'oxyde et donne de l'acide sulfurique qui brûle la fibre du linge. Cette réaction se passe aussi dans les eaux minéralisées par un sulfure alcalin; mais la présence de l'alcali neutralise l'acide sulfurique formé. M. Fontan a, du reste, constaté également la formation d'acide sulfurique aux dépens de l'acide sulfhydrique, dans les eaux des Pyrénées.

Composition chimique des Eaux Sulfureuses naturelles.

Ces eaux contiennent, comme je l'ai déjà dit, fort peu de principes minéraux, et cependant la nature de ces principes a donné lieu à de longues discussions. Elles contiennent de l'azote, et quelquefois de l'acide sulfhydrique et de l'acide carbonique.

L'élément actif de ces eaux est quelquefois l'acide sulfhydrique, mais en général il est formé de sulfure de sodium. D'après Longchamp, elles renfermeraient la soude à l'état caustique. Suivant M. Fontan, c'est à l'état de sulfhydrate de sulfure de sodium que se trouve la soude dans ces eaux; tandis que, d'après Anglada, le sodium y est à l'état de monosulfure, et l'acide sulfhydrique proviendrait, d'après le même auteur, de l'action de l'air et de l'acide silicique. Si les eaux contenaient du sulfhydrate de sulfure, a-t-on objecté à M. Fontan, le sulfate de manganèse, au lieu de précipiter tout le soufre contenu dans l'eau à l'état de sulfure rose de manganèse, n'en précipiterait que la moitié. L'acide sulfhydrique ne précipitant pas les sels de manganèse, le sulfate de zinc ne pourrait pas servir à la même expérience, parce que l'acide sulfhydrique le précipite partiellement. Beaucoup de chimistes adoptent aujourd'hui l'opinion d'Anglada, et en particulier M. Filhol. Mais il nous semble que cette question n'est pas encore complétement élucidée et demanderait de nouvelles recherches.

Anglada pensait que la soude existe dans ces eaux à l'état de carbonate de soude; M. Fontan croit qu'elle s'y trouve à l'état de silicate; enfin, pour M. Filhol, elle serait combinée avec tous les acides contenus dans les eaux.

Les eaux sulfureuses naturelles renferment en outre quelques autres principes, mais en très-petite quantité; ce sont :

1° Du sulfate de soude, soit qu'il y existe naturellement, soit qu'il provienne de la décomposition du sulfhydrate de sulfure de sodium ou du monosulfure de sodium, suivant qu'on adoptera l'opinion de M. Fontan ou celle d'Anglada;

2° Du chlorure de sodium dont la quantité est quelquefois assez considérable;

3° Du carbonate de chaux en petite quantité;

4° Du silicate de soude et du carbonate de soude en grande quantité, dont la proportion varie suivant que l'eau est restée plus ou moins longtemps exposée au contact de l'air;

5° Des traces de magnésie, sans doute à l'état de carbonate ;

6° Des traces à peine appréciables d'alumine et de magnésie;

7° Des parcelles de fer, toujours en quantité assez notable, si ce n'est pour être pesées, du moins pour être appréciées;

8° De la silice en quantité assez considérable à l'état de silicate de soude ou de silice libre;

9° Une petite quantité de potasse ;

10° Enfin, des substances organiques et organisées dont l'étude nous occupera plus loin.

La silice est assez abondante dans certaines sources, dans celles de Bagnères-de-Luchon, par exemple; il n'y en a que des traces, au contraire, dans celles de Labassère. M. Fontan pense que le silicate de soude préexiste dans les eaux dès leur origine. M. Filhol admet, au contraire, que l'eau enlève cette silice aux feldspaths et aux granits qu'elle traverse.

M. Ossian Henry a trouvé de petites quantités d'iode dans quelques sources des Pyrénées. Enfin, M. Bouis a signalé dans l'eau d'Olette une faible quantité d'acide borique.

Les eaux sulfureuses contiennent aussi, quand elles ont séjourné à l'air, les produits d'altération des sulfures, c'est-à-dire de l'hyposulfite, du sulfite et du sulfate de soude. Certaines eaux ne renferment même plus de sulfure de sodium; elles ont néanmoins conservé leur alcalinité; on y retrouve la matière organique caractéristique, et enfin elles jouissent encore de vertus thérapeutiques. Ce sont les eaux désignées sous le nom d'eaux *sulfureuses dégénérées :* telles sont les eaux d'Olette.

La quantité de sulfure de sodium et d'acide sulf-hydrique contenue dans les eaux se détermine ordinairement au moyen de la sulfhydrométrie. Les autres éléments se dosent par les méthodes ordinaires de l'analyse minérale.

L'analyse des eaux minérales constitue une partie des plus importantes de l'analyse chimique. Les limites que comporte notre travail ne nous permettent pas d'aborder cette question qui exigerait, d'ailleurs, des connaissances spéciales très-étendues. C'est, en effet, un des points les plus délicats de la chimie analytique. La mobilité extrême des éléments qui constituent les eaux sulfureuses, sous l'influence de l'air, explique parfaitement cette difficulté et les différences qui existent entre les analyses d'une même eau faite par divers chimistes, tous très-habiles. Aussi, M. A. Fontan avait-il raison de dire : « Quoique les analyses chimiques soient très-utiles pour constater l'état et la permanence des eaux, elles sont loin de fournir des indications précises et de donner le dernier mot de la science. Chaque analyse nouvelle fait vieillir les anciennes. » (1) L'analyse, du reste, ne sert qu'à déterminer l'état brut des éléments contenus dans l'eau; il reste ensuite à

(1) A. Fontan. *Loc. cit.*, p. 373.

grouper ces éléments suivant les lois des réactions chimiques pour reconstituer la véritable formule de l'eau minérale. Cette détermination est livrée à l'interprétation de chaque chimiste, et c'est là une des causes des variations si considérables qu'on rencontre à propos de la nature des éléments constitutifs des eaux. Aussi faut-il souhaiter qu'on découvre une nouvelle méthode d'analyse qui permette d'arriver à faire des analyses comparables.

Quoi qu'il en soit, voici, d'après les recherches de M. Fontan, quelle est la distribution du sulfure de sodium dans le groupe thermal des Pyrénées.

La quantité du principe sulfureux est en rapport direct avec la hauteur des montagnes les plus voisines. Ainsi, si on examine ces eaux, on voit que Luchon, qui est en face de la Maladetta, le pic le plus élevé des Pyrénées et en même temps le plus près du centre de la chaîne, possède les sources les plus sulfurées (0 gr.,0808 par litre, source Bayen). Le principe sulfureux va en diminuant, à l'est et à l'ouest de Luchon, jusqu'à la Preste d'une part, et à Saint-Sauveur de l'autre ; puis il se relève tout à coup à l'est, en face du Canigou, où les eaux minérales du Vernet sont les plus sulfureuses des Pyrénées-Orientales, et à l'ouest, en face de Vignemale, où les sources de César et des Espagnols de Cauterets reprennent ce que semblait avoir perdu celle de Saint-Sauveur. Ensuite, en allant vers l'Océan et la Méditerranée, le principe sulfureux diminue de nouveau, comme on le voit aux Eaux-Chaudes et à Vinça.

Pour mieux faire comprendre cette dégradation successive du principe sulfureux des eaux, nous empruntons à l'ouvrage de M. Fontan le tableau suivant, qui montre que celui des principales sources des Pyrénées est en rapport direct avec la hauteur des montagnes primitives en face desquelles les sources sont situées, et en rapport inverse de leur distance du centre de la chaîne (1).

(1) Voir le tableau ci-contre.

MÉDITERRANÉE.

Vinça, source n° 1, sulfure de sodium, 0gr,0086

Arles, source n° 1, sulfure de sodium, 0gr,0132

Vernet, source n° 1, sulfure de sodium, 0gr,0199

Lapreste, source n° 1, sulfure de sodium, 0gr,0042

Escaldas, grande source, sulfure de sodium, 0gr,0112

Ax, bain du Breil, canons, sulfure de sodium, 0gr,0152

Lès, val d'Aran, source du Pré, sulfure de sodium, 0gr,0152
(Augmentera après captation.)

Bagnères de-Luchon, Bayen, sulfure de sodium, 0gr,0808

Cadéac, source du bain, rive gauche, sulf. de sodium, 0gr,0768

Barèges, grande douche, sulfure de sodium, 0gr,0384

St-Sauveur, douch. et bains, n°s 9 et 10, sulf. de s., 0gr,0200

Cauterets, les Espagnols (au village), sulf. de sod., 0gr,0205

Eaux-Bonnes, source vieille, Buv., sulf. de sod., 0gr,0200

Eaux-Chaudes, le Rey, sulfure de sodium, 0gr,0060

CANIGOU. 1430. t.

Pic Pedrous. 1490. t.

MALADETTA. 1787. t.

NÉOUVIELLE. 1616. t.

VIGNEMALE. 1721. t.

OCÉAN.

TABLEAU COMPARATIF du principe sulfureux des principales sources des Pyrénées, qui est en rapport direct avec la hauteur des montagnes primitives en face desquelles les sources sont situées, et en rapport inverse de leur distance du centre de la chaîne.

Ce tableau montre que les sources de Luchon sont les plus sulfureuses des Pyrénées. Ajoutons que ces eaux sont très-variées, car elles fournissent tous les degrés de sulfuration jusqu'à la dégénération. Leur température est comprise entre 17° et 67°, et leur sulfuration varie de 0,0017 à 0,0808. Ainsi s'expliquent les avantages considérables que ces eaux possèdent sur toutes les autres stations thermales de la chaîne. Enfin, M. Fontan les considère comme très-alcalines; M. Filhol, au contraire, pense qu'elles sont douées de peu d'alcalinité. Voici, d'ailleurs, les résultats que ce dernier auteur dit avoir obtenus par ses recherches comparatives sur les diverses sources des Pyrénées:

« 1° Les eaux sulfureuses des Pyrénées-Orientales sont les plus alcalines de la chaîne, celles de l'Ariége le sont un peu moins, celles de Luchon et de Cauterets le sont à peine.

2° Les eaux de Luchon et d'Ax sont fort altérables et laissent dégager beaucoup d'acide sulfhydrique.

3° Les eaux de Baréges présentent au contraire une stabilité exceptionnelle.

4° Les eaux de Bonnes se distinguent des autres par leur richesse en sels de chaux et en chlorure de sodium et par la présence du sulfure de calcium au nombre de leurs éléments minéralisateurs.

5" La substance désignée sous le nom de barégine varie de composition d'une localité à l'autre; celle d'Olette contient des millions de diatomées, tandis qu'on n'en trouve pas dans la barégine de Luchon, et qu'on en trouve peu dans celle d'Ax. »

Pour terminer l'étude de la constitution des eaux sulfureuses naturelles, il ne nous reste plus qu'à parler de la substance organique qu'elle tient en dissolution et qu'elle laisse déposer, ainsi que de la matière organisée qui se développe sur ces dépôts.

Matières organiques et organisée des eaux sulfureuses naturelles.

Les eaux sulfureuses naturelles des Pyrénées, lorsqu'elles sont suffisamment concentrées, sont onctueuses; elles doivent cette propriété à l'existence d'une matière mucilagineuse qui se dépose dans les canaux et les réservoirs des établissements thermaux, et se présente tantôt sous forme de gelée, tantôt avec l'aspect de filaments blancs dont la disposition est des plus variables. Cette matière a reçu diverses dénominations, empruntées pour la plupart aux noms des localités thermales dans lesquelles elle a été observée. Ainsi, Longchamp, qui l'avait étudiée à Baréges, lui a donné le nom de *barégine* sous lequel elle est plus généralement connue. Puis, elle a été appelée tour à tour *daxine, luchonine, saint-sauverine*, etc. Anglada avait voulu lui imposer le nom de *glairine*, à cause de son aspect et de sa grande viscosité. M. Fontan, pour mettre tout le monde d'accord, l'a nommée *pyrénéine*, parce qu'elle se trouve dans toutes les eaux sulfureuses naturelles des Pyrénées et qu'elle ne se rencontre presque que là. Mais il a eu surtout le mérite de faire cesser la confusion qui existait à l'égard de ces agglomérations organiques, regardées jusqu'alors comme étant de même nature : il a montré que l'une d'elles, qu'il a décrite sous le nom de *sulfuraire*, était une substance organisée, appartenant au groupe des végétaux confervoïdes, et devant par conséquent être soigneusement distinguée des matières gélatineuses qui ne sont que le dépôt d'une substance azotée que les eaux sulfureuses tiennent en dissolution. Occupons-nous d'abord de celle-ci.

De la pyrénéine (*barégine*).—Elle se trouve, avons-nous dit, sous deux états : 1° en dissolution, 2° en suspension. Dans le premier cas, M. Lambron propose de la nommer *sulfurose*, et dans le second *sulfurine*. Elle se rencontre dans toutes les eaux sulfureuses naturelles, quelle que soit leur température. Qu'elle se trouve en dissolution ou en suspension, elle n'est percevable ni à la vue simple ni à la vue armée d'un microscope, et elle ne devient visible que lorsqu'elle se dépose. Quand on concentre des eaux sulfureuses, elle reste dans le résidu de l'évaporation, mélangée à des sels, principalement à des silicates. Par la calcination du résidu, elle dégage des vapeurs empyreumatiques, ammoniacales, qui ramènent au bleu le papier de tournesol rougi par un acide, et qui répandent quelquefois une odeur particulière qu'on a comparée à celle du bouillon. Sa saveur est fade. Les expériences semblent montrer qu'elle est à peu près en rapport avec la proportion du principe sulfureux des sources. On n'a pu cependant jusqu'ici la doser exactement, parce qu'on ne parvient pas à l'isoler à l'état de pureté. Mais son étude doit se compléter par celle de cette matière gélatiniforme qu'on rencontre sous forme de dépôts, et qui n'est assurément que le produit de sa dégénérescence. Seulement celle-ci se trouve plus ou moins modifiée par le contact de l'air qui forme d'une substance soluble une substance insoluble.

Quand la pyrénéine se dépose dans les réservoirs, elle y forme des couches qui peuvent quelquefois acquérir jusqu'à plusieurs pouces d'épaisseur ; et il y a des sources qui en contiennent des quantités énormes. Cette matière, qui n'offre aucune trace d'organisation, est ordinairement incolore, translucide, semblable au corps vitré de l'œil ; quelquefois néanmoins on la trouve colorée de diverses manières, en rose, en brun ; mais ces colorations sont toujours dues à la présence d'agents chimiques, à des sels de fer, par exemple. Elle est amorphe, non organisée ; et quand on la calcine, elle laisse des traces de silice, comme celle qu'on observe dans le résidu de l'évaporation.

Quelle est l'origine de cette substance ? Plusieurs hypothèses ont été émises à cet égard. Ainsi, on a cru qu'elle provenait des débris organiques fossiles enfouis dans le sein de la terre. Quant à M. Filhol, il pense que les eaux, après avoir pris à la surface du sol la matière organique et l'avoir entraînée dans les profondeurs de la terre, la ramènent ensuite avec elles à la surface. Enfin, suivant une autre opinion, elle serait le résultat de la décomposition

des conferves; mais, s'il en était ainsi, fait observer
avec raison M. Fontan, on trouverait sans doute
quelques-unes de ces plantes dans les tuyaux ou
conduits verticaux qui amènent ces eaux à la surface, et l'on devrait en trouver dans toutes les eaux.
Or, il a prouvé, comme nous allons le voir tout à
l'heure, en étudiant la sulfuraire, que cette conferve, qui se développe dans les eaux sulfureuses,
ne se forme qu'au contact de l'air, et seulement
dans les eaux d'une température moyenne.

De la sulfuraire. — Lorsqu'une substance organique se trouve en contact prolongé avec l'air, il
ne tarde pas à s'y développer des infusoires, en
même temps qu'on y voit naître certaines plantes
placées au dernier échelon de l'organisation, comme
les champignons, les conferves. La pyrénéine ou
barégine n'échappe pas à cette loi, et elle présente
même une particularité remarquable, c'est le développement d'un végétal confervoïde spécial, dont la
découverte appartient à M. Fontan. L'organisation
de cette conferve est très-distincte; elle se rapproche
par quelques-uns de ses caractères des oscillaires,
des nostochs, et surtout des anabaines, mais elle en
diffère cependant par des caractères assez tranchés
pour qu'on doive la ranger dans un genre distinct
des autres oscillariées.

La sulfuraire ne se montre jamais que dans les
eaux sulfureuses, aussi bien dans les eaux sulfureuses accidentelles que dans les eaux naturelles;
mais elle ne se rencontre pas dans toutes ces eaux.

Il y a des localités qui en possèdent à toutes leurs sources, tandis que d'autres en sont entièrement dépourvues ou n'en contiennent que dans quelques-unes. Lorsqu'on a l'occasion de l'observer, elle se présente sous l'aspect d'une substance filamenteuse, blanchâtre, composée de filaments d'une longueur variable, en général de 1 à 2 millimètres seulement, mais pouvant aussi atteindre plusieurs centimètres. Tant qu'elle reste à l'abri de la lumière directe du soleil et qu'elle est encore recouverte de liquide, sa couleur est blanche et nacrée; mais, dans les circonstances contraires, elle est diversement colorée, soit en brun, soit en rouge ou en vert.

Les filaments qui composent la sulfuraire, si on veut les percevoir isolément avec quelque netteté, exigent le secours du microscope, car ceux qu'on voit à l'œil nu sont des assemblages d'un nombre considérable d'individus. Le microscope révèle que ce sont autant de tubes cylindriques, incolores, d'une ténuité extrême, dont le diamètre varie d'un 400e à un 1200e de millimètre. Ces tubes ne sont pas cloisonnés intérieurement, ils contiennent des corpuscules globuleux demi-opaques, placés ordinairement les uns à la suite des autres chez les conferves encore jeunes, ou séparés et plus ou moins écartés vers les extrémités des tubes, lorsque ce végétal est plus avancé en âge.

Le mode suivant lequel se groupent les filaments de la sulfuraire, quoique des plus variables, se fait néanmoins toujours remarquer par la régularité qu'affectent ces filaments. Ainsi, on les voit tantôt recouvrir, à la manière d'une espèce de duvet cotonneux, les pierres des réservoirs sur lesquels ils se sont développés; ou bien, ils rappellent par leur disposition l'aspect d'une houppe, d'une peluche, d'une crinière de cheval, d'une fleur radiée, etc. En général, on les trouve greffés par une de leurs extrémités sur des amas de barégine, qui leur servent de support et de terrain pour végéter, tandis que leur autre extrémité flotte librement au milieu de l'eau.

Quelles sont les circonstances qui favorisent le développement de la sulfuraire? D'après M. Fontan, quatre conditions sont indispensables pour qu'elle puisse se produire : 1° une température au-dessous de 45° cent.; 2° la présence d'un principe sulfureux naturel ou accidentel; 3° le contact de l'air; 4° enfin, un courant d'eau n'est pas sans influence sur leur formation.

Comme on le voit, une des premières conditions, c'est que les eaux aient une température moyenne : les sources sulfureuses trop chaudes ou trop froides n'en contiennent jamais; mais si les premières se refroidissent, la sulfuraire se montre aussitôt. A Luchon, il n'y avait autrefois que les sources dites *Blanches* (25° à 30° cent.), qui en présentassent. Aujourd'hui on en trouve beaucoup dans d'autres sources de cette localité. Et du moment où il suffit de ramener la température d'une eau dans une limite moyenne de 15° à 40°, on comprend combien il sera toujours facile, en la mélangeant à d'autres eaux, de favoriser l'apparition de ce végétal.

De ce que la sulfuraire ne se développe que dans les eaux sulfureuses, il ne s'ensuit pas qu'elle soit en rapport avec la quantité de principe sulfureux contenu dans les sources, puisque les faits que nous venons de citer prouvent qu'on ne la rencontre pas toujours, et que le degré de thermalité de ces eaux domine avant tout la question de son développement. Ainsi, la source *Blanche* à Luchon, dans laquelle on observe une grande quantité de cette substance, ne contient cependant que très-peu de principe sulfureux. En parlant plus haut de la barégine, nous avons vu, au contraire, que cette matière se trouve habituellement en rapport avec la proportion du principe sulfureux. On comprend donc toute l'importance qu'il y a à distinguer ces deux substances, car cette dernière est un dépôt d'une substance en dissolution, et par conséquent non organisée, tandis que la sulfuraire est un végétal, c'est-à-dire un être vivant, dont l'organisation est parfaitement déterminée. Quant à la question de savoir si la barégine est le premier rudiment de la sulfuraire, ou si elle lui sert tout simplement de support, lorsque, dans des circonstances données, cette conferve vient à naître, c'est un point sur lequel il est difficile de se prononcer.

La matière organique et la matière organisée que nous venons d'étudier ont-elles une valeur thérapeutique? Il est probable que la première, qu'on trouve en si grande quantité en dissolution dans les eaux sulfureuses, n'est pas sans effet sur l'économie animale, et qu'elle doit communiquer

aux sources qui la contiennent dans de certaines
proportions, des propriétés adoucissantes qui peuvent atténuer l'action trop excitante de quelques-
unes.

On a essayé, à diverses reprises, d'utiliser la barégine comme topique contre les plaies anciennes
ou pour calmer des manifestations herpétiques; et
Bordeu, en particulier, employait ce qu'il appelait
les *glaires* des Eaux-Bonnes pour résoudre des tumeurs, pour déterger des ulcères. Il ne pouvait
croire, disait-il, que ces substances ne fussent
bonnes à rien. Cependant il n'a mentionné aucun
résultat pratique, et les observateurs qui se sont
succédé depuis cette époque n'ont émis que des opinions peu concluantes; suivant les uns, en effet,
les applications de la barégine auraient une action
émolliente, et, suivant les autres, une action très-
excitante. Il est probable, comme le pensent MM. de
Laurès et A. Becquerel, que la matière organique
est inerte par elle-même, et que si l'on a pu obtenir quelque effet, il faut l'attribuer à l'eau minérale qu'elle contient dans ses mailles et dont elle
prolonge le contact.

CHAPITRE II.

DES EFFETS PHYSIOLOGIQUES ET THÉRAPEUTIQUES DES EAUX SULFUREUSES NATURELLES.

L'étude de la composition chimique et des conditions physiques des eaux sulfureuses naturelles nous a montré que deux propriétés essentielles les caractérisent et les différencient des autres médications : la minéralité et la thermalité.

En effet, leur unité de combinaison des éléments minéralisateurs , commune du reste à toutes les eaux minérales naturelles, les sépare complétement des médicaments pharmaceutiques ou drogues; tandis que la chaleur native de ces eaux et la nature particulière de leurs principes actifs exigent que l'on fasse de toutes leurs variétés un groupe à part dans la classification hydrologique.

On comprend donc qu'avec des caractères différentiels si accusés, les eaux sulfureuses naturelles aient une vertu thérapeutique spéciale; ce qui a fait dire à M. Pidoux qu'elles ont « tous les caractères des liquides organisés et vivants, et que ce sont *des médicaments animés.* »

Trois agents concourent à l'action des eaux sulfureuses naturelles : les principes minéralisateurs, la thermalité et le mode d'administration. Ils influencent simultanément l'économie. C'est pour avoir isolé ces trois modes d'activité et voulu rapporter à un seul principe chimique la puissance curative de ces eaux qu'Alibert en était arrivé à les considérer comme une ressource thérapeutique médiocre. Il les définissait des « eaux qui contiennent une assez grande quantité de substances médicamenteuses pour avoir sur l'économie animale une action particulière *dépendante de la nature et des proportions de ces substances.* » Aussi n'établissait-il pas de différence entre les eaux minérales naturelles et les eaux artificielles. Cette opinion est encore celle des personnes qui ne voient dans le traitement hydrothermal que des influences hygiéniques. Certainement on ne saurait nier ces heureuses influences. On comprend, en effet, qu'un régime bien dirigé, les distractions du voyage, un air pur, l'absence des préoccupations habituelles soient des conditions excellentes qui viennent aider puissamment la médication thermale. Nous doutons même qu'en dehors d'elles cette médication puisse avoir toute son efficacité. Il importe, en effet, de soustraire le malade aux causes dépressives de son milieu; il faut qu'il n'ait d'autres soucis que ceux de sa santé; il doit appartenir complétement à son traitement, ne faire plus qu'un avec lui. C'est alors que la thérapeutique n'ayant plus à combattre que le mal agira exclusivement sur lui. Chacune des fonctions, régularisée par le régime, reprendra de l'activité et ne sera plus une cause d'entraves; et ce *remontement* général de l'économie permettra au médecin de mieux doser son médicament et de mettre la force curative de celui-ci en rapport avec le degré de résistance du malade, dont la vitalité semble augmentée.

Tout le monde, plus ou moins, a tenu compte de ces influences. Mais elles ne sont pas particulières aux stations thermales, on peut les trouver partout, et l'on voit alors qu'elles ne sont que des adjuvants, des adjuvants précieux certainement, de l'action des eaux minérales.

D'ailleurs, nier cette action des eaux minérales naturelles sur l'homme s in et sur l'homme malade, c'est avoir observé incomplétement. Elle n'avait pas échappé aux Anciens, mais c'est surtout depuis le xve siècle qu'elle a été étudiée, exagérée même par le public qui en avait fait une panacée, et par quelques médecins pour lesquels ce fut un objet d'engouement, comme, à d'autres époques, l'émétique et la saignée.

Le mode d'agir des eaux sulfureuses sur l'économie fut certainement un des premiers connus : ce qui s'explique par l'abondance plus grande des sources, par leurs propriétés physiques et chimiques plus saillantes, et par les modifications plus marquées qu'elles impriment à l'économie. Alchadinus, de Naples, dans son traité *De Balneis puteolanis* (Naples, 1507), a célébré leurs vertus en quelques vers, qu'on nous permettra de citer :

> — Balneæ sulfurariæ.
> Mollificat nervos lavacrum à sulfure dictum.
> Cessat in hoc scabies, infectaque membra novantur,
> Fæcundat steriles. Capitis stomachique dolorem
> Destruit, et lacrymas in lumine stringit aquosas.

Ad vomitum prodest. Oculos benè reddit acutos.
Phlegmata dissôlvit, febrim cum frigore tollit,
Præsertim si præveniat purgatio terna,
Intrabis securus aquas, nam corpora pura,
Quam semel accipiunt, servant sine labe salutem
Hæc oleant quocumque modo, ne balnea culpes,
Affectum virtutis ama nam sæpè medela
Quam fugiunt nares, fugat hæc à corpore morbos.

Mais c'est à Bordeu que nous devons les premières notions véritablement scientifiques sur les sources sulfureuses naturelles. Il distingua nettement leur action d'avec celle que produisent les eaux sulfureuses accidentelles, et, dans des théorèmes placés à la fin de ses *Recherches sur les maladies chroniques*, il résuma son expérience à cet égard. Nous avons trouvé peu de choses nouvelles et importantes après lui; et cependant on a beaucoup écrit sur cette classe d'eaux. A part la composition chimique mieux étudiée, plus approfondie, ces dernières années, la science des eaux sulfureuses est restée à peu près ce que Bordeu la fit, au point de vue clinique.

Cependant, on trouve de très-intéressants détails dans les ouvrages de Léon Marchant, Andrieu, Bertrand, Fontan, Astrié, dans ceux de MM. Durand-Fardel, Chenu, Lambron; dans diverses monographies de MM. Pidoux, Barrié, Goux, etc. Enfin, les *Nouveaux dictionnaires de médecine*, mais surtout les *Bulletins de la Société d'hydrologie* et le *Dictionnaire général des Eaux minérales*, contiennent de précieux renseignements.

Il existe entre l'action physiologique des eaux sulfureuses naturelles et leur action thérapeutique

une relation intime. Ce qu'elles font dans l'organisme sain, elles le feront dans l'organisme malade.
Elles opposeront à l'acte morbide naturel un acte
morbide artificiel. C'est l'action pathogénétique de
toute médication. « Une médication, dit M. Pidoux(1),
n'est autre chose qu'une contre-maladie introduite
dans l'organisme vivant par un ordre déterminé de
médicaments, dans un but thérapeutique. C'est une
sorte de diathèse artificielle, produite et modérée
par l'art pour combattre une diathèse spontanée ou
morbide. » Et plus bas il ajoute : «La matière médicale ne modifie les maladies internes que par des
maladies de cause externe. »

Il est vrai que quelques médecins ont refusé aux
eaux minérales une action physiologique quelconque ; ce qui, par conséquent, amènerait à nier
l'action pathogénétique. Pour eux, la médication
thermale s'adresse directement au mal sans influencer l'économie. Mais il nous semble que l'on
ne peut pas séparer l'homme de la maladie qu'il
porte ; ce ne sont pas deux êtres, car alors quelles
seraient leurs relations ? Les évolutions d'un acte
pathologique sont sous la dépendance des fonctions
organiques de l'être qui l'a engendré.

L'action physiologique des eaux sulfureuses naturelles a du reste sa démonstration dans l'expérimentation. Depuis Bordeu, et avant lui, même,
jusqu'à nos jours, elle a été étudiée sur l'homme
sain et sur l'homme malade, et tous les auteurs sont
arrivés aux mêmes conclusions.

(1) *Principes de thérapeutique thermale*, p. 6.

Mais si l'on veut procéder scientifiquement, il
faut tenir compte de la lenteur d'apparition de ces
manifestations ; il importe de se rappeler que les
effets s'accumulent, et que ce n'est qu'après un
certain temps que cette action devient manifeste.
Cette particularité a son explication dans ce fait,
que les eaux sulfureuses influencent la nutrition
par l'intermédiaire de la circulation. Or, tout le
monde sait que les phénomènes nutritifs se passent
dans l'épaisseur des tissus ; que ce sont des actes
intimes, ne révélant leur existence qu'à la longue
et par des effets peu sensibles. En outre, M. Pidoux
nous apprend que pour produire, sur l'homme
sain, des actions pathogénétiques, il faut des doses
plus fortes que pour l'homme malade. Notre savant
maître y voit la preuve que cette médication s'adresse
«à des tissus malades, à des produits morbides
d'une vitalité inférieure, et par conséquent d'une
résistance vitale plus faible que les tissus normaux,
en même temps d'une susceptibilité plus grande
qu'eux à ressentir toutes les influences internes ou
externes de quelque genre qu'elles soient (1). »

C'est à la suite d'un usage prolongé et à la dose
de 2 à 4 verres par jour que les eaux sulfureuses
naturelles déterminent des effets appréciables. Mais
ils seront bien plus profonds et bien plus énergi-
giques, si l'usage externe est associé à l'usage interne. Bordeu les a admirablement analysés ; les
auteurs qui ont écrit après lui sont venus confirmer

(1) *Loc. cit.*, p. 9.

ses observations; elles nous dirigeront dans ce travail.

Action des eaux sulfureuses naturelles. — Les eaux sulfureuses ont une saveur styptique plus prononcée à Cauterets et aux Eaux-Bonnes qu'à Baréges. Leur odeur est nauséeuse, se rapproche de celle des œufs durcis au feu ; elles laissent à l'épigastre une sensation de pesanteur avec nausées et rapports sulfureux. Généralement elles constipent. Elles sont toutes diurétiques. Par les bains, la circulation s'active, la peau rougit, la transpiration devient facile, abondante; le pouls s'accélère et prend de la dureté. Le malade éprouve un sentiment de malaise indéfinissable, une sorte de réplétion, d'excitation se portant des parties profondes à la périphérie; la tête est lourde, pesante, et cette sensation se rapproche un peu de celle de la première ivresse; la respiration est gênée; la poitrine semble comprimée. Cependant Cauterets et les Eaux-Bonnes, qui semblent avoir une action élective sur les poumons, apaisent le spasme bronchique des catarrhes et facilitent l'expectoration.

L'ensemble de ces phénomènes nous montre donc que l'action des eaux sulfureuses est excitante. A propos de l'action des eaux minérales, M. Fontan fait observer qu'on pourrait les diviser en deux classes : celles qui sont excitantes et celles qui sont sédatives. Les eaux sulfureuses appartiennent au premier groupe qui est caractérisé par la lenteur avec laquelle se produisent les effets curatifs, mais aussi par la persistance de ces effets. Dans le second groupe, qui comprend les eaux salines, les effets apparaissent plus rapidement, mais sont bien plus fugaces ; et pour avoir toute leur efficacité, la température de ces eaux doit osciller entre 32° et 34°.

Action sur l'appareil digestif. — C'est sur cet appareil que se manifeste en premier lieu l'action de ces eaux. Ordinairement l'appétit est augmenté dès le début du traitement ; de fréquents rapports d'œufs pourris fatiguent le malade. Dans quelques cas il y a des vomissements ; mais ils cessent au bout de quelques jours. Cependant, chez un certain nombre de personnes, ils reparaissent du troisième au quatrième septénaire du traitement et sont un signe de saturation. Tous les malades ayant une grande susceptibilité de l'estomac, un léger degré d'inflammation, une maladie chronique de cet organe, voient leurs souffrances s'augmenter par les sulfureux : chez eux, l'intolérance est en quelque sorte immédiate. Généralement les eaux sulfureuses constipent. A propos des eaux de Luchon, il est une particularité intéressante, sur laquelle M. André Barrié appelle l'attention, c'est qu'il n'est pas rare de voir au début les malades avoir quelques selles liquides, ce qui serait dû, suivant lui, à l'action stimulante des eaux sur l'intestin, et par conséquent à l'augmentation des sécrétions et des contractions péristaltiques de cet organe. Cette opinion nous paraît très-juste ; mais, malgré la parole autorisée de cet habile praticien, nous avons quelque peine à accepter l'explication de la constipation qui succède à ce cours de ventre : il voit dans cette constipation le résultat d'une assimilation plus complète des aliments. Peut-être pourrait-on donner de ce fait une explication qui nous paraît plus en rapport avec les données de la physiologie pathologique, laquelle nous enseigne en effet que la diarrhée est due à une exagération de la sécrétion intestinale et la constipation à une diminution de cette sécrétion. Si donc l'intestin sécrète peu, c'est que la peau et les bronches sécrètent davantage : ce qui est, on ne saurait en douter, un des effets des sulfureux.

Les selles sont noires, quelquefois ardoisées, d'une odeur repoussante qu'elles empruntent à l'hydrogène sulfuré ; du reste, les gaz de l'intestin sont augmentés.

Bordeu a vu bien peu de malades ne pas présenter ces troubles intestinaux. Ordinairement la constipation alterne avec l'excrétion de matières muqueuses, muco-sanguinolentes, produits de l'irritation sécrétoire de l'intestin. A la même cause se rattachent les flux hémorrhoïdaires, l'augmentation de la suppuration des fistules anales. Cependant, dans certains cas, Bordeu serait parvenu, en combinant les boissons sulfureuses avec les injections, à faire cicatriser des fistules et disparaître des hémorrhoïdes. Nous croyons que l'action topique du médicament entre pour beaucoup moins dans la guérison de ces manifestations morbides, que l'action thérapeutique générale de la médication sulfureuse. Une des preuves les plus curieuses de l'influence des eaux sulfureuses sur la nutrition, c'est la destruction des cicatrices par l'absorption des tissus de nouvelle formation et d'une vitalité inférieure ; c'est la réouverture des cautères et des fistules.

L'action des sulfureux sur l'appareil digestif fait donc naître la contre-indication de ces eaux dans les deux cas d'inflammation aiguë ou chronique de n'importe quelle partie de cet appareil.

En outre, Bordeu et la plupart des médecins hydrologues l'interdisent aux tempéraments sanguins ou nerveux chez lesquels on voit rapidement se développer les signes d'un embarras gastrique fébrile.

Action sur l'appareil circulatoire. — Élévation du pouls, turgescence des tissus, troubles congestifs des viscères, sensation de plénitude, augmentation de la chaleur thermométrique ; tels sont les principaux phénomènes qui se passent dans l'économie par l'usage des sulfureux.

Cette excitation pourrait aller, d'après quelques praticiens, jusqu'à l'inflammation la plus violente, jusqu'à la suppuration diffuse du tissu cellulaire, abcès métastatiques, etc.

M. Duplan cite, à ce sujet, l'observation de deux militaires entrés à l'hôpital de Barèges pour des tumeurs blanches tibio-tarsiennes, et chez lesquels le traitement thermal aurait développé des accidents inflammatoires des plus violents : l'un d'eux en mourut. Faut-il mettre sur le compte des eaux ce qui peut appartenir à des causes plus fréquentes et dont l'action est trop bien établie ? Le voyage, les écarts de régime, la marche naturelle de la maladie, n'amènent-ils pas sur les blessés, et en dehors de toute médication thermo-sulfureuse, des désordres semblables à ceux qui ont été signalés par le chirurgien de l'hôpital de Barèges ?

L'influence des eaux sulfureuses sur la circulation établit donc la règle pour le médecin d'attendre, avant d'y soumettre une inflammation, qu'elle ait passé à l'état chronique, de surveiller les formes chroniques passant à l'état aigu, de peur que la fluxion thérapeutique ne dépasse le but; de soustraire en général à ce traitement toutes les affections cardio-vasculaires sous peine de voir survénir des accidents de congestion encéphalique, d'apoplexie ou de ramollissement cérébral. Quelquefois les hématémèses et les hémoptysies qu'on observe aux eaux, ne reconnaissent pas d'autre cause.

Action sur l'appareil respiratoire. — Les effets sont variables suivant les individus et suivant les sources thermales. Tandis que chez les uns il y a au début oppression, sensation de plénitude, de chaleur et de constriction, phénomènes qui disparaissent dans le cours du traitement ; chez d'autres, dès le principe, la fonction s'exécute plus facilement ; elle semble avoir plus d'étendue : le malade prend en quelque sorte plaisir à respirer.

C'est surtout sur les organes respiratoires que

les eaux sulfureuses exercent une action spéciale par la facilité avec laquelle elles les congestionnent au point même de faire naître l'hémoptysie.

Andrieu cite une curieuse observation de cette action qu'il avait observée aux Eaux-Bonnes :

Un homme bien portant, qui n'avait d'ailleurs contracté qu'une bronchite d'une médiocre intensité, cédant uniquement à ses seules inspirations, but huit verres d'eau le premier jour ; quatre jours plus tard, il en buvait dix. Au dixième jour de cette expérience, il éprouva un peu de toux sèche ; les jours suivants, cette toux augmenta d'intensité. Le quatorzième jour, la toux continuait ; mais il existait en outre, au niveau du larynx et de la trachée-artère, une douleur assez vive accompagnée de chaleur et de sensation d'érosion.... Il est évident que chez cet homme bien portant, non prédisposé à des maladies thoraciques, l'eau de Bonnes, prise dès le début à une dose élevée, avait manifesté son affinité élective pour les organes respiratoires.

On sait l'action curative des Eaux-Bonnes sur les chevaux poussifs. Orfila rapporte que les eaux de la Raillière guérissent rapidement les étalons des haras de Tarbes et de Pau, atteints de bronchite chronique avec inappétence, amaigrissement et spermatorrhée.

L'influence de ces eaux sur les organes respiratoires, oblige donc le médecin à en interdire l'usage, quand il y a menace de crachements de sang.

Action sur le système nerveux. — On a comparé cette action à celle du café. Les eaux déterminent un certain degré d'excitation qui empêche le sommeil. Cette excitation peut porter également sur les fonctions intellectuelles. Chez quelques personnes, elle s'exprime par une céphalée sus-orbitaire, des cauchemars et une grande irritabilité, irritabilité qui, suivant plusieurs auteurs, serait le premier signe de l'intolérance.

Chez quelques individus, cette excitabilité serait remplacée par de la somnolence.

Action sur la peau. — Il y a une excitation générale du tégument; la sueur devient facile et abondante chez ceux dont la peau est sèche et fonctionne mal; au contraire, chez les individus affaiblis ayant des sueurs profuses et fatigantes, elles tonifient la peau et les arrêtent. Il est rare que l'usage interne suffise à faire naître quelque manifestation cutanée; le plus souvent, l'effet se borne à un léger prurit; mais la combinaison de l'usage interne et de l'usage externe détermine sur la peau une fluxion spéciale: c'est *la poussée*. Elle se traduit par des éruptions diverses, acné, eczéma, impétigo, urticaire, herpès præputialis, etc.

Les sulfureux sont donc un puissant modificateur dans les affections de la peau; ils produisent chez les uns une exacerbation temporaire et curative; mais chez d'autres, cette exacerbation persiste. Il importe donc dans leur traitement de faire la distinction entre les formes curables et les formes rebelles.

Action sur l'appareil génito-urinaire. — Elles activent cette fonction; les urines deviennent plus abondantes : les premières rendues sont claires, aqueuses ; celles qui suivent sont rouges, et le sédiment briqueté est en notable quantité.

En dehors de tout état morbide, la menstruation est avancée et notablement augmentée. La fluxion que les eaux sulfureuses déterminent sur cet appareil, comme du reste sur tous les organes du bassin, amène une augmention de fonction et une exagération des états pathologiques, admirablement résumées par Andrieu.

Elles réveillent les fonctions génératrices. Il n'est pas rare de voir l'écoulement menstruel atténué ou suspendu se rétablir, ou augmenter d'intensité, s'il est bien établi ; de même que les eaux peuvent le modérer, s'il prend le caractère hémorrhagique ; elles sont donc régulatrices de la menstruation.

Andrieu rappelle aussi avoir vu des blennorrhagies et des vaginites chroniques et indolores prendre une nouvelle intensité par l'action des Eaux-Bonnes *en boissons*.

La *tolérance* pour les Eaux sulfureuses est variable ; M. Pidoux nous apprend qu'elle est moindre chez l'homme sain que chez l'homme malade ; et M. Barrié, chez l'adulte que chez l'enfant. D'ordinaire, l'usage interne et externe peut être prolongé au delà du troisième septénaire, mais rarement il atteint le quatrième. C'est ce qui avait donné l'idée des *cures de* 21 *jours*.

Du temps de Bordeu, l'opinion générale voulait

qu'au delà de neuf jours, les eaux n'eussent plus d'action et même qu'elles fussent nuisibles : c'étaient les *cures de neuvaines*. Il est facile de comprendre que la durée du traitement balnéaire ne peut être assujettie à des règles aussi fixes, et qu'elle sera toujours subordonnée à la maladie et à l'idiosyncrasie des sujets.

Les signes de l'intolérance sulfureuse ont été groupés par M. Pidoux, sous le titre de *Grippes Eaux-Bonnaises*. « L'invasion de ces affections catarrhales, dit-il, est très-aiguë, très-franchement aiguë. C'est autre chose qu'une exaspération de la phlegmasie chronique des bronches. On sent là une manifestation morbide moins personnelle. La dyspnée est congestive et les poumons fluxionnés. La céphalalgie, l'injection vultueuse des traits, la toux rauque, le coryza, la chaleur halitueuse, la fièvre saine et de bon caractère, la courbature, l'accablement léger, l'anorexie et l'urine des fébriphlegmasies, tout annonce que le malade est placé sous une influence pathogénétique récente et superficielle.... La grippe thermale parcourt rapidement, franchement ses périodes. Elle marche à côté de l'affection chronique, si je peux ainsi dire, sans s'y ajouter, sans la précipiter. »

Cette résistance consécutive, observée par M. Pidoux, sur les malades des Eaux-Bonnes, avait été déjà signalée par Andrieu dans ses expériences sur les chiens. Il donne à plusieurs 500 grammes, ou même 2 kilogrammes d'Eaux-Bonnes, et en prolonge l'administration pendant plusieurs semaines.

Chez tous, le pouls s'élève de 130 à 160 pulsations et plus; la diarrhée paraît, les selles deviennent mucoso-sanguinolentes; peau et oreilles brûlantes, chaleur et sécheresse du museau; abattement, dyspnée. Cet état persiste chez les uns, jusqu'au huitième ou dixième jour; chez les autres, jusqu'au treizième ou quinzième jour. Puis le pouls s'abaisse, le chien reprend un peu de vivacité. Mais cette amélioration ne dure que quatre à cinq jours; l'abattement reparaît, le pouls s'élève de quelques pulsations; mais, de nouveau, vers le vingt-cinquième jour, ces symptômes disparaissent, tout rentre dans l'ordre, et les animaux, sujets de l'expérience, purent supporter plusieurs semaines encore l'usage des eaux sulfureuses. Tout le temps qu'ils furent soumis à cette boisson, les selles restèrent noires ou ardoisées.

Les Eaux sulfureuses naturelles modifient donc sensiblement l'organisme sain; mais elles perturbent bien autrement l'organisme malade. Dans le premier cas, nous les avons vues exercer une action puissante sur la circulation générale et surtout sur la circulation capillaire; elles modifient donc ainsi profondément la nutrition. Par un usage prolongé elles peuvent faire passer l'économie d'une simple excitation physiologique à une perturbation pathologique des plus franches et amener ainsi un mouvement fébrile souvent très-intense, avec détermination morbide congestive et même inflammatoire sur un organe ou sur tout un appareil. L'acte pathologique constitue l'action pathogénétique de la médication sulfureuse, et la spécialisation de cette action sur un point forme son action élective.

Le caractère de cette action pathogénétique sera d'être excitant, et, à cause de son action élective, l'organe sur lequel il exercera surtout cette excitation appartiendra à l'appareil dont la fonction est troublée par la maladie. Dans un cas de coryza chronique, M. Guéneau de Mussy voit apparaître des épistaxis répétées pendant le cours d'un traitement sulfureux ; M. le Dr Gasc, convalescent d'un rhumatisme articulaire généralisé, est repris d'accidents aigus après quelques jours d'usage des eaux de Baréges ; Andrieu a observé plusieurs cas d'hémoptysies supplémentaires guéries par la réapparition du flux menstruel ou du flux hémorrhoïdal. Une vieille cicatrice se rouvrira, dit Bordeu (théorème 93), pour en laisser former une nouvelle. Chacun sait l'influence des eaux sulfureuses dans les cas d'affection cutanée. La fréquence des hémoptysies, chez les tuberculeux, a fait croire à une contre-indication dans l'emploi des eaux sulfureuses. M. Pidoux s'élève hautement contre une telle opinion. Il fait voir que ces hémoptysies sont une preuve de l'action réelle, efficace, élective sur le poumon malade; seulement il appartient au praticien d'en modérer l'usage.

Ainsi donc, la connaissance de l'organe malade permettra de préjuger quel sera le lieu de la manifestation pathogénétique. Mais le médecin devra tenir compte, dans la direction du traitement, de l'action particulière de quelques-unes de ces eaux sur un point donné de l'économie. Ainsi les Eaux-Bonnes semblent agir spécialement sur les voies respiratoires ; les Eaux-Chaudes sur l'estomac, Baréges sur les plaies, Luchon sur les manifestations cutanées.

L'action, tantôt curative, tantôt funeste, des eaux sulfureuses naturelles montre que ce n'est pas du caractère anatomique de la lésion, mais de la nature même de la maladie qu'il faut déduire les principales indications thérapeutiques. Il importe de se rappeler que la médication thermale procède par excitation générale et par excitation locale et substitution ; que cette excitation générale augmente la force de résistance de l'économie, tandis que l'excitation locale agit directement sur l'acte pathologique pas substitution ou par dérivation : ce qui a fait dire à M. Fontan que l'action thérapeutique des eaux s'exerce de trois manières : 1° *elles augmentent et réveillent le mal*, 2° *elles le déplacent*, 3° *elles l'usent*. Faire passer l'état chronique à l'état aigu était la formule de Bordeu.

Pour quelle part les agents *minéralité* et *thermalité* entrent-ils dans l'action des eaux sulfureuses. Ce n'est pas par un seul de leurs éléments, mais par l'ensemble que ces eaux agissent sur l'économie ; mais il est évident que l'on retrouvera dans les eaux sulfureuses les propriétés générales des principes minéralisateurs. Chacun sait que le soufre à dose fractionnée est un puissant excitant de l'organisme entier, que depuis longtemps on l'a doté d'une sorte d'action spéciale dans les maladies de la peau, dans les affections chroniques des bronches, dans le rhumatisme, dans la goutte atonique, dans la cachexie mercurielle.

L'acide sulfurique, au contraire, serait l'agent des effets sédatifs : il calmerait le mouvement fluxionnaire des affections bronchiques selon M. Trousseau; M. Goux y voit un excitant, et M. Filhol pense qu'il est brûlé dans le poumon.

Les propriétés des sulfures et des sulfites de soude ont fourni à M. Astrié la matière d'une théorie de l'action des eaux sulfureuses : ils fluidifient le sang, dissolvent les combinaisons de l'albumine avec le plomb et le mercure, et auraient ainsi une efficacité singulière dans les cas de cachexie causée par ces deux métaux, et par suite activeraient leur action dans les cas de syphilis.

M. Fontan faisait jouer aux sels alcalins un grand rôle dans l'action thérapeutique des eaux sulfureuses; il considérait le silicate de soude comme l'analogue de l'iodure de potassium.

La thermalité est certainement une cause puissante de l'action des eaux sulfureuses naturelles. Quelques auteurs même ont voulu lui donner un caractère mystérieux; Fodéré, Guersant père, Pâtissier ont soutenu cette opinion.

M. A. Fontan attribue à la thermalité une importance considérable; et cette question est si capitale dans l'étude des eaux minérales, que nous croyons devoir nous y arrêter un instant, en rapportant ce que l'expérience avait appris à cet observateur. Après avoir bien établi toute la différence qu'on doit faire entre les Eaux qui sortent naturellement chaudes du sein de la terre, et celles qu'on chauffe artificiellement, voici ce qu'il dit (1) :

«Si nous examinons quelles sont les Eaux qui jouissent d'une réputation le plus solidement établie, nous voyons que ce sont celles dont la température se rapproche le plus de celle du corps et celles dont la chaleur est constante. Ce fait ne s'observe pas seulement dans les différentes localités; mais nous voyons que, dans une même localité, ce sont les sources qui se rapprochent le plus de ces conditions qui sont instinctivement préférées.

«Ainsi tout le monde connaît la réputation des Eaux de Baréges, dont la température s'élève de 28° à 42° cent. pour les bains; celle des Eaux de Saint-Sauveur, dont la température varie dans les diverses baignoires de 32° 50 à 34° 50 cent. ; à Cauterets, c'est la Raillière qui est le plus en vogue; à Bagnères-de-Bigorre, le Foulon, les Yeux, Salut, ne désemplissent pas : cependant ces sources ne diffèrent principalement des autres que par leur température, qui est de 32° 50 à 35° 20 cent. dans le bain..... Bien plus, c'est que des sources toutes différentes dans leur composition jouissent, dans beaucoup de cas, de propriétés analogues jusqu'à un certain point, lorsqu'elles ont à peu près la même température. »

Plus loin, il ajoute : «Je crois que l'on doit tenir

____

(1) *Loc. cit.*, p. 184.

compte avec beaucoup d'exactitude des températures auxquelles on administre les eaux thermales, et je suis persuadé, pour ma part, que les mots *forte* et *faible* que l'on prodigue, sans examen, à telle ou telle eau sont appliqués le plus souvent d'une manière irréfléchie, quant à la composition de l'eau. Que si l'on entend par forte la propriété *immédiatement* excitante d'une eau thermale, elle doit être bien plutôt entendue de sa température que des proportions chimiques des substances qui y sont contenues..... Je ne veux pas établir cependant que ce qu'on doit entendre par force des Eaux tienne seulement à leur température : il existe une force thérapeutique propre à chaque espèce d'eau, et en rapport avec la nature et la proportion de ses principes constituants ; mais cette force n'est pas celle qui se fait sentir le plus souvent *immédiatement* en bains : ce n'est qu'après un usage plus ou moins soutenu que l'on retrouve les avantages ou les inconvénients qui résultent de cette action thérapeutique. »

Le passage que nous venons de citer textuellement montre donc combien il faut tenir compte de la question de thermalité. Ces considérations avaient conduit M. Fontan à reconnaître, dans toutes les Eaux, deux actions quelquefois bien distinctes : 1° une action immédiate ou physiologique, tenant en grande partie à la température de l'eau, indépendante le plus souvent de sa constitution, mais dont on retire quelquefois de tels avantages qu'elle peut avoir tous les honneurs de la cure ; 2° une action médiate ou thérapeutique, tenant à la nature et à la quantité des principes contenus dans les Eaux. Elle ne se manifeste souvent qu'après un temps assez éloigné, et on pourrait l'appeler spécifique ou dynamique.

Ces données trouvent leur application dans le traitement du rhumatisme. En effet, telle source qui aura pu calmer une affection rhumatismale, à cause de sa température, la laissera bientôt se reproduire, si elle n'a pas porté son action spécifique sur la cause de la maladie; elle n'aura fait que pallier des symptômes.

Qu'on ne s'étonne pas de cette influence de la thermalité. Le calorique n'est-il pas un excitant de premier ordre? C'est, disent MM. Trousseau et Pidoux, le type de tous les excitants, et, selon Récamier, il est le stimulant radical du sens vital.

D'autre part, M. Jules Guyot a montré quelle est sa puissance curative locale : disparition de la douleur, de la rougeur et de la tuméfaction, apaisement de l'irritabilité, telles sont ses propriétés topiques.

En outre, son action est lente, graduelle; ou, au contraire, rapidement portée sur un point, elle le fluxionne et dérive. Son action est douce, c'est un léger stimulant; ou elle peut à volonté prendre les caractères d'une irritation violente. Donc, stimulation générale pouvant aller jusqu'à l'excitation la plus intense, et stimulation locale pouvant aller jusqu'à la dérivation la plus puissante, tel est le mode d'agir du calorique.

A quels signes reconnaît-on que les Eaux sulfureuses naturelles n'ont plus d'action sur l'organisme; en d'autres termes, quels sont les signes de la *saturation?* Voici comment les décrit M. Pidoux : «Une sensation de chaleur âcre éprouvée par les malades vers le larynx et l'isthme guttural, une toux sèche particulière, étranglée, avec une constriction de l'entrée des voies respiratoires qui fait croire aux malades à l'existence d'un corps étranger, un peu de dyspnée accompagnée aussi d'une sensation de resserrement du thorax, des douleurs vagues dans la poitrine, principalement sous les clavicules, voilà pour les signes pathogénétiques locaux. »

CHAPITRE III.

Dès les temps les plus reculés, il régnait sur la
nature des Eaux minérales aussi bien que sur les
maladies auxquelles elles sont applicables, une
confusion étrange. On savait qu'un certain nombre
d'affections guérissaient par l'emploi des Eaux,
mais c'était là le fruit d'un empirisme séculaire,
entretenu précieusement jusque dans les temps
modernes par les médecins eux-mêmes chargés de
distribuer ces Eaux aux malades. Qu'on ouvre en
effet la plupart des recueils et des monographies
qui traitent de la médecine des Eaux minérales, on
ne voit que des médecins enthousiastes pour leurs
Eaux, et quelle que soit la nature de ces dernières,
peu s'en faut qu'elles ne soient partout prônées
comme des panacées universelles.

Une réaction s'est faite : on a douté que toutes
les Eaux eussent indistinctement la propriété de
guérir toutes les maladies. L'esprit d'analyse, qui
fera la gloire de notre époque, s'est appliqué à cette
branche de l'art de guérir, en étudiant, d'une part,
la composition intime de toutes les Eaux, et d'autre
part, la nature des affections qu'elles influencent
favorablement.

C'est alors qu'on a reconnu dans les Eaux minérales l'existence de principes actifs, soupçonnés

seulement jusque-là ; on les a extraits, pesés, analysés, et l'on a pu créer des groupes d'Eaux naturelles. La médecine fut donc mise en possession d'une médication connue, et elle fit, avec les eaux ce qu'elle faisait avec les médicaments ordinaires : elle chercha, par l'expérience, à connaître d'une façon précise les effets physiologiques, afin que cette connaissance pût lui servir de guide dans les applications thérapeutiques. Depuis lors, les Eaux minérales, dégagées d'un empirisme aveugle, sont devenues chaque jour l'objet d'études et de recherches vraiment scientifiques. Sans doute, en ce qui concerne leurs propriétés et leur action, il reste encore bien des choses à découvrir ; mais, grâce à la voie féconde dans laquelle elles se trouvent désormais engagées, elles occupent dans la médecine moderne une prépondérance qu'il serait superflu de vouloir justifier.

Tout le monde sait que les Eaux minérales ne s'adressent qu'aux *maladies chroniques ;* et leur usage dans ces cas est devenu si général qu'on peut regarder avec raison les établissements thermaux comme étant la clinique par excellence de ces maladies. Cette médication, en effet, est celle qui fournit peut-être les meilleurs résultats au praticien, à ce point que Bordeu a pu dire qu'il regardait comme incurable toute maladie chronique ayant résisté aux Eaux minérales appropriées. Cependant, leur action, bien que très-efficace, est le plus souvent lente, graduelle, comme la marche elle-même des maladies qu'elles doivent guérir.

Mais une des causes qui a contribué puissamment pour sa part, ainsi que nous le donnions à entendre tout à l'heure, à perpétuer l'obscurité des idées sur l'action des Eaux minérales, résidait certainement aussi dans l'incertitude de la science sur la nature des maladies chroniques.

En effet, l'étude particulière de ces maladies semble avoir peu préoccupé les médecins en général. Si on remonte tout à fait dans l'antiquité, c'est à peine si on trouve établie, dans les anciens auteurs, la division des maladies en aiguës et chroniques. Néanmoins, il est certain qu'Hippocrate, tout en s'occupant plus particulièrement des premières, connaissait les caractères qui distinguent les deux classes ; l'expérience lui avait appris que les maladies chroniques étaient très-opiniâtres et très-difficiles à détruire, et que le meilleur moyen, pour en abréger la durée, était de leur donner une marche plus active, de les faire passer à l'état aigu : «Morbi vetusti difficilius quam recentes curantur. «Verum vetustos morbos primum recentes facere «oportet. » (1) N'est-ce pas là un des principaux modes d'action des eaux sulfureuses naturelles?

Plus tard, on trouve qu'Arétée et Cælius Aurelianus ont placé ces deux classes de maladies dans des chapitres différents ; mais l'étude des maladies chroniques n'a été réellement fondée que dans les temps modernes, et il suffit de citer les noms de

(1) *De Loc. in hom.*, cap. 13.

Sydenham, Bordeu, Dumas, Lorry, Barthez, Baumès, etc., pour comprendre l'impulsion qu'a reçue cette partie de la médecine. Enfin, de nos jours, il faut le reconnaître, la pathologie a fait un pas immense dans cette voie, grâce aux travaux des dermatologistes et des médecins hydrologues qui trouvent, dans les stations d'eaux minérales, un champ si vaste d'observations.

Malheureusement, si l'on excepte ces traités spéciaux, il nous semble que les ouvrages classiques ne tiennent pas peut-être assez compte de la façon dont une maladie passe à l'état chronique. En effet, « qu'on ouvre, dit M. Tillot, un ouvrage quelconque de pathologie, on y trouve, à propos de n'importe quelle inflammation : elle peut se terminer par la résolution, la suppuration ou le passage à l'état chronique ; et, d'une manière générale, on ne voit dans ces maladies que des affections aiguës prolongées, par suite de l'insuffisance du traitement et par la faute du malade. (1) »

Pourtant, il existe une différence énorme entre les affections aiguës et les affections chroniques, et, quoique la plupart de celles-ci ne soient qu'une déviation des premières, auxquelles elles succèdent le plus souvent, néanmoins il importe de connaître quelle est la cause réelle, intime, qui les fait naître.

Les maladies chroniques se montrent surtout dans les deux périodes extrêmes de la vie, dans

____

(1) *De la Lésion et de la maladie dans les affections chroniques du système utérin.* Thèses de Paris, 1860, p. 12.

l'enfance où les forces sont peu développées, où le lymphatisme domine et donne naissance aux écrouelles, aux engorgements glanduleux, etc., et dans la vieillesse qui n'est elle-même qu'une maladie, ainsi que l'a dit Stahl. En effet, toutes les affections qui surviennent à cette époque ont un caractère de lenteur remarquable; la nature se trouve épuisée par les efforts continuels qu'elle fait pour mettre en jeu des organes usés.

Quoi qu'il en soit, que ces affections paraissent être une transformation des maladies aiguës passées à l'état chronique, ou qu'elles se montrent d'emblée à cet état, il est reconnu aujourd'hui à peu près universellement par les nosologistes que les maladies chroniques sont dominées par une cause supérieure, inhérente à l'individu qui en est porteur, et souvent méconnue; nous avons nommé les diathèses. Chaque fois, en effet, que nous sommes en présence d'une affection chronique, nous cherchons à remonter à la nature de cette affection, et cette nature, nous la trouvons presque toujours dans l'existence d'une diathèse, dont l'affection chronique en question n'est qu'une manifestation plus ou moins apparente. Toute maladie chronique est donc doublée d'une diathèse, et c'est ce qui explique la lenteur de leur développement et leur durée. Ajoutons à ces causes ordinaires les cachexies et les altérations spontanées du sang.

Tandis que les maladies aiguës parcourent rapidement leurs périodes et s'accompagnent parfois d'un grand danger, les chroniques se prolongent pendant des mois et des années; elle durent souvent toute la vie et peuvent même occasionner la mort; si bien que notre excellent maître, M. Cazalis, a pu émettre, sous une forme qui semble tout d'abord paradoxale, cette pensée profonde, c'est que : « Tout homme apporte, en venant au monde, la maladie qui doit un jour le tuer. » (1)

En effet, nous naissons presque tous plus ou moins dotés d'une diathèse quelconque; aussi les maladies chroniques dépendent-elles de la constitution intime de nos tissus, tandis que les maladies aiguës n'ont pas en nous de racines ni de raisons d'être; elles nous atteignent, il est vrai, mais seulement d'une manière passagère. En un mot, comme le dit fort bien M. Pidoux, elles sont les maladies de l'espèce, tandis que les autres sont celles de l'individu et lui sont personnelles.

Sydenham, du reste, avait déjà dit : « Acutos dico « qui ut plurimum Deum habent auctorem, sicut « chronici ipsos nos » (2). Et, en déclarant que nous étions nous-mêmes les auteurs des affections chroniques, ce maître de la médecine voulait évidemment faire allusion à la question d'hérédité qui domine l'histoire de ces maladies.

Quelles sont donc les diathèses qui favorisent le développement des maladies chroniques? On peut les ramener à quatre types principaux : la scrofule, la dartre, l'arthritis et la syphilis. Établissons tout de suite que notre intention n'est pas ici de

(1) M. Cazalis fait, bien entendu, la part des maladies accidentelles et provoquées.

(2) *Dissert. epist. ad Guilielm. cole.*

soulever des questions de doctrine, qui, malgré
tout l'intérêt qu'elles présentent, ne sauraient trouver leur place dans ce travail.

D'ailleurs, ce n'est pas à nous, dont le degré
d'expérience est encore bien restreint, qu'il appar-
tiendrait de discuter des points de cette importance.
Disons seulement que, selon nous, l'existence de
ces quatre diathèses, prises à un point de vue très-
général, nous paraît incontestable. Et nous les re-
trouvons à chaque pas dans les maladies chroniques.
Il ne saurait exister aucun doute au sujet de la
scrofule, qui n'est qu'un stade plus avancé du
lymphatisme. De même pour la syphilis, de même
pour l'herpétisme, dont on a peut-être trop étendu
le cadre dans quelques circonstances. Enfin, l'arthritisme, comprenant les manifestations rhuma-
tismales et goutteuses, nous paraît également devoir
être admis sans conteste.

Certes, nous ne suivrons pas un certain nombre
d'auteurs, la plupart nos maîtres, jusque dans les
moindres détails concernant les manifestations de
ces deux dernières diathèses principalement. Disons
seulement que leurs doctrines nous semblent étayées
sur les preuves les plus séduisantes ; et, bien que
nous connaissions les exagérations qu'on a voulu
y découvrir, nous avons pu nous convaincre plusieurs fois de la réalité des rapports qu'on a cherché à établir entre certaines affections chroniques.
Qu'on nous permette de citer un exemple qui, pour
nous, a été frappant à tel point qu'il a pu nous enlever dans l'espèce toute sorte de doute.

Ayant l'honneur d'être, l'an dernier, l'interne de M. le professeur Nélaton, à la Clinique, une malade se présenta avec un cancer du sein, pour être opérée.

M. Houel, chargé du service par intérim, me fit pratiquer sous ses yeux, avec sa bienveillance habituelle, l'ablation du sein. La malade guérit parfaitement. Quelques semaines s'étaient passées depuis sa sortie de l'hôpital, quand elle revint : la guérison ne s'était pas démentie, mais la malade avait vu se montrer sur le cou et aux oreilles, à mesure que la cicatrice du sein se fermait, une large plaque d'eczéma ayant tous les caractères de l'eczéma herpétique. Et, chose plus importante, elle nous raconta qu'avant l'apparition de sa tumeur au sein, qu'elle attribuait à une contusion de cette glande, elle était en proie à des éruptions incessantes de même nature, qui avaient disparu à mesure qu'elle voyait la tumeur prendre du développement.

Ce fait nous a paru tellement important dans l'ordre de choses qui nous occupe, que nous avons cru devoir le rapporter. Pour nous, il porte avec lui son enseignement : un tel balancement entre deux affections chroniques nous ferait croire volontiers à une transformation morbide se rapportant à une seule diathèse.

Mais nous ne saurions poursuivre cet ordre d'idées sans sortir de notre sujet.

Il est donc admis que la plupart des affections chroniques, sinon toutes, doivent être rapportées à l'influence plus ou moins directe d'une diathèse, et celles que nous venons de citer plus haut sont pour ainsi dire les diathèses cardinales de la grande classe des maladies chroniques.

Lorsque ces diathèses sont isolées, elles sont plus faciles à reconnaître dans leurs manifestations ; mais quelquefois elles s'associent sur un même individu, et là où l'une se montre, l'autre vient également faire son apparition, de telle sorte qu'il faut voir dans les affections qu'elles engendrent, une sorte de combinaison, qu'on nous passe l'expression, bien propre à exercer la sagacité des cliniciens, même les plus habiles.

C'est là qu'il faut chercher la source de tant d'erreurs dans les siècles passés et de tant de discussions dans les temps les plus rapprochés de nous et à l'époque actuelle. Que de fois, en effet, lorsqu'on étudie les malades, ne voit-on pas la scrofule s'unir à la dartre, à l'arthritisme et à la syphilis ! Ces cas sont aujourd'hui trop connus, pour qu'il soit nécessaire d'y insister.

Nous l'avons dit plus haut, l'action des Eaux sulfureuses thermales dans les maladies chroniques n'est pas seulement fondée sur l'empirisme, elle a pour elle aussi la sanction de l'expérience physiologique qui est venue lui donner l'appui de ses lumières.

Or, l'action physiologique que nous avons cherché à démontrer dans le second chapitre de notre travail, peut être résumée en trois points, comme l'est celle des principaux agents thérapeutiques.

Les eaux sulfureuses thermales agissent localement, par absorption et par élimination.

Localement, leur application excite très-fortement
les tissus, active leur circulation, leurs phénomènes
nutritifs, produit en eux une sorte de fièvre locale
très-caractéristique qui va quelquefois jusqu'à l'apparition d'une éruption, dite *poussée*, en style balnéaire.

Les eaux, prises à l'intérieur, pénètrent dans le
torrent de la circulation. Nous ne relaterons pas
les opinions de ceux qui ont nié le fait de l'absorption ; l'autorité de nos maîtres, MM. Trousseau et
Pidoux, celle de M. Bouchardat, les expériences de
M. Mialhe en particulier, sont venues le démontrer d'une façon aujourd'hui irrécusable. Les principes salins de ces eaux sont donc absorbés, et ils
manifestent leur présence dans le torrent circulatoire, au bout de quelque temps, par l'apparition
d'une véritable fièvre, avec élévation de la chaleur,
fréquence du pouls, excitation générale très-marquée, excitation tonique, que Bordeu comparait au
début à celle que produit le café.

Mais après cette action générale, si caractéristique, les principes salins s'éliminent et amènent
une véritable excitation locale d'un nouveau genre,
dite action par élimination, dans les organes qui se
trouvent sur leur passage. Or, ces organes sont
au nombre de trois principaux : les reins, la peau,
les poumons. Au bout de quelques jours, en effet,
de l'administration des eaux sulfureuses, à dose

modérée, on éprouve une diurèse très-marquée; la peau devient le siége d'une éruption très-caractéristique, *la poussée;* mais l'excitation se porte principalement sur ·l'appareil sudoripare. Enfin, la muqueuse pulmonaire sert de toute évidence à l'élimination. Celle-ci est prouvée surabondamment d'ailleurs par l'existence de principes sulfurés divers, qu'il est facile de recueillir quelque temps après l'administration des eaux, dans les urines, à la surface de la peau, et dans les produits de l'exhalation pulmonaire.

Les expériences physiologiques démontrent donc clairement l'action tonique, excitante, générale ou locale de eaux sulfureuses. Ajoutons que la thermalité vient puissamment en aide à cette action, tant par le colorique lui-même que par le plus grand nombre et la plus grande quantité des principes actifs que ces eaux tiennent en dissolution, à la faveur de leur température élevée.

En face des lumières que nous fournit ainsi l'expérimentation physiologique, on ne saurait hésiter longtemps pour poser d'une façon irréfutable et tout à fait générale l'indication et la contre-indication des eaux sulfureuses thermales.

Inutiles, nuisibles même dans les affections chroniques marquées par un certain degré d'excitation, elles seront, au contraire, toujours indiquées dans les affections marquées au coin de la débilité, de la pauvreté du sang, de l'atonie, que cette atonie soit constitutionnelle ou non, générale ou locale.

Cette première indication doit nous arrêter un

instant : elle prime en effet toutes les autres sur lesquelles nous croyons inutile de nous appesantir, nous voulons parler du mode d'application des eaux sulfureuses et d'autres conditions secondaires, tenant aux âges, aux sexes, aux variétés de siége des affections elles-mêmes, toutes choses importantes sans doute, mais qui seront la source d'indications secondaire, locales pour ainsi dire, laissées, dans chaque station, à l'appréciation, au tact, au jugement des praticiens.

1° *Action des eaux sulfureuses thermales dans les affections scrofuleuses.*

Depuis qu'on a mieux apprécié l'action physiologique des eaux sulfureuses sur l'homme, on a cessé de voir en elles une médication spécifique, c'est-à-dire s'adressant à la maladie constitutionnelle elle-même pour la détruire, comme le quinquina s'adresse aux fièvres palustres. Il est même douteux aujourd'hui que la scrofule ait un spécifique, quelle que soit la prépondérance que l'on veuille donner aux eaux chlorurées sodiques ou bromo-iodurées dans le traitement de la scrofule en tant que maladie constitutionnelle.

M. Bazin pense que ces dernières eaux s'adressent en effet plus directement que les eaux sulfureuses, à la maladie constitutionnelle dont il s'agit; cette opinion est partagée actuellement par un certain nombre de praticiens éminents; mais, quelque favorable que soit le traitement par ces eaux, com-

paré à celui qui consiste dans l'emploi des eaux
sulfureuses thermales, nous sommes encore loin du
spécifique.

D'ailleurs, ces conditions ne détruisent en rien la
réalité de l'action des eaux sulfureuses dans la scrofule ; il serait même étonnant que ces eaux réus-
sissent dans d'autres affections que la scrofule si
elles étaient le spécifique de cette dernière, à moins
de considérer la plupart des autres affections chroniques comme étant entachées de scrofule, ce qui
n'existe certainement pas. D'ailleurs, pourquoi nous
retrancher derrière une spécificité indémontrable, à
laquelle Bordeu lui-même ne croyait pas, quand les
expériences physiologiques nous enseignent de la
façon la plus nette le mode d'action des eaux sulfureuses thermales.

Par quoi se trouve constituée principalement la
constitution scrofuleuse? Exagération du tempérament lymphatique, ou, comme disait M. A. Fontan,
du lymphatisme qui a ses caractères physiologiques
propres, abstraction faite des états morbides aux-
quels il prédispose; la scrofule se caractérise par
un ralentissement considérable de tous les actes
nutritifs, par une véritable atonie générale de tous
les systèmes, atonie quelquefois acquise, mais le
plus ordinairement héréditaire. De ce vice général
il résulte, un accroissement tardif, incomplet, un
ralentissement de toutes les fonctions, par suite de la
faiblesse de tous les organes, un arrêt dans la nutrition des tissus, qui sont mous, gorgés d'un sang
pauvre.

Les ganglions lymphatiques, le tissu cellulaire, la peau, les muqueuses, les os eux-mêmes, deviennent le siége d'infiltrations plastiques ou puru-lentes. Souvent toutes ces lésions se développent d'une façon toute spontanée ; souvent aussi, et cela s'observe habituellement chez les jeunes sujets, une cause occasionnelle extérieure, indépendante, un coup, une plaie, une maladie aiguë, deviennent la cause déterminante des manifestations scrofuleuses. Tout le monde connaît le mode de développement d'un grand nombre de tumeurs blanches à la suite d'une arthrite, quelle qu'en soit la nature. On sait également le rôle que les éruptions ou les blessures de la tête exercent dans la détermination de la scro-fule sur les ganglions du cou.

Dans toutes ces circonstances. le mode d'action des Eaux sulfureuses naturelles est facile à saisir. Ce mode d'action peut être double. En effet, s'a-git-il de remonter simplement une constitution débile entachée de scrofule, sans que cette der-nière ait eu le temps de localiser son action, l'administration des Eaux sulfureuses naturelles thermales, en venant produire une excitation gé-nérale dans tous les systèmes, dans tous les or-ganes, luttera, on le comprend, d'une façon sou-vent victorieuse contre cet alanguissement général de la nutrition, qui est, pour ainsi dire, la caracté-ristique de la scrofule. La circulation activée ne courra plus le risque de subir le barrage de cette diathèse, et si cette dernière n'est pas directement détruite, ses manifestations étant ou empêchées ou enrayées, l'amélioration produite sera presque équivalente à une guérison.

Mais si déjà les ganglions ont été gravement atteints, si les os, la peau, les muqueuses, le tissu cellulaire, plusieurs organes enfin sont déjà sous le coup des déterminations morbides, à l'action excitante, tonique générale, on verra se joindre l'action tonique locale, s'exerçant par élimination sur la muqueuse pulmonaire et sur les reins; quant à la peau, qui est le siége le plus ordinaire des affections scrofuleuses, on pourra l'influencer favorablement par l'action locale directe, unie à l'action par élimination dont nous venons de parler.

Dans tous les cas, la circulation locale des parties malades sera activée; l'atonie, les engorgements, seront dissipés, et s'il est vrai que les ganglions lymphatiques président à la sanguification, à la formation des globules rouges, on voit de suite combien puissante sera l'action des eaux capables de les ramener à leur état normal.

Nous pourrions ici entrer dans de longs développements au sujet des nombreuses formes d'affections engendrées ou entretenues par la scrofule. Nous pourrions passer en revue l'un après l'autre tous les organes, tous les systèmes de l'économie, pour arriver, en dernière analyse, à la conclusion que nous venons de formuler plus haut, à savoir : 1° l'action tonique générale, non spécifique, des Eaux sulfureuses thermales; 2° l'action tonique locale des mêmes Eaux.

Ces conclusions elles-mêmes nous conduisent à dire

quelques mots de diverses affections qui ont, sinon toutes, au moins un certain nombre , des rapports plus ou moins rapprochés, avec le lymphatisme exagéré ou la scrofule. Toutes sont caractérisées, en effet, d'une façon générale, par un appauvrissement considérable de la constitution, par une diminution notable du chiffre des globules, et souvent de la fibrine du sang, enfin par une langueur très marquée apportée à toutes les fonctions ou seulement à quelques-unes d'entre elles.

On voit de suite le cadre s'étendre pour renfermer un certain nombre de cachexies amenées, les unes par des empoisonnements, comme le mercure, le plomb, et par l'infection palustre ; où simplement par un état de chloro-anémie très-prononcé. Tous ces états s'accompagnent d'un affaiblissement très-marqué des fonctions nutritives et jettent l'économie dans une asthénie plus ou moins profonde.

On sait que les intoxications mercurielle et plombique, si rebelles à tous les traitements, n'ont été, le plus souvent, améliorées que par l'usage suivi des eaux sulfureuses thermales ; que de fois aussi les engorgements restés à la suite des phlegmasies passées à l'état chronique ; que de fois les obstructions de la rate et du foie réfractaires aux préparations de quinquina et d'arsenic, chez nos soldats d'Afrique en particulier, n'ont-ils pas cédé à l'action des sulfureux dans les stations thermales ? La pellagre elle-même, qu'on a pu considérer comme étant due à un empoisonnement par le verdet, aurait été guérie radicalement un certain nombre de fois à Labassère ; enfin ces états de chloro-anémie profonde, s'accompagnant de névropathies multiples, ont été améliorés et bien souvent radicalement guéris, par l'usage des eaux sulfureuses thermales.

Devons-nous voir dans tous ces faits quelque chose qui puisse nous surprendre? L'action des eaux, en pareil cas, est-elle pour nous une énigme?

En dehors des réactions chimiques plus ou moins acceptables qu'on a voulu mettre en avant, pour expliquer l'action favorable de ces eaux dans les intoxications métalliques, il nous suffit de nous en tenir aux effets stimulants généraux, aux effets toniques des eaux sulfureuses.

Nous ne craignons pas d'ailleurs qu'on nous accuse de faire de ces eaux une panacée universelle, puisque nous croyons spécifier, d'une façon assez étendue et assez nette, d'une part l'action physiologique des eaux, d'autre part, les cas où leur application est non-seulement indiquée, mais encore reconnue avantageuse. Nous voyons donc partout les faits parfaitement en rapport avec la théorie qui découle des données physiologiques.

D'ailleurs, pour dire un dernier mot sur le point qui nous occupe, qu'il nous suffise de rappeler, au sujet des engorgements chroniques des organes, combien est évidente la sympathie de quelques-uns d'entre eux. Personne n'ignore l'influence réciproque des reins sur la peau, du poumon sur le foie, etc., etc. On pourrait donc trouver, dans ces données importantes de la physiologie et de la clinique, des éclaircissements nouveaux touchant l'efficacité des eaux sulfureuses naturelles, efficacité parfaitement reconnue en clinique thermale.

Mais poursuivons et voyons rapidement quelle est l'action de ces eaux dans les affections chroniques qui dépendent des autres diathèses.

2° *Action des eaux sulfureuses thermales dans les affections dartreuses.*

C'est en particulier pour les affections de nature herpétique que les médecins hydrologues, précédés en cela par la tradition, paraissent s'être fait illusion aux yeux de plusieurs médecins de notre époque : « Les mots *dartre* et *soufre*, dit Patissier (Rapport académique, 1854) se rencontrent presque toujours ensemble. » Il est certain que si les Eaux sulfureuses thermales n'ont pas été considérées comme la médication spécifique de la dartre, peu s'en est fallu. En tout cas, il existe encore au point de vue doctrinal quelques lacunes capables d'expliquer la divergence d'opinions touchant l'action plus ou moins élective de ces Eaux sur les affections dartreuses. Comme le disait dernièrement M. Tillot, les médecins ne sont même pas entièrement d'accord sur ce qu'on doit entendre par *herpétisme*, et celui de M. A. Fontan n'est pas celui de M. Bazin, celui de M. Bazin n'est pas celui de M. Hardy; mais, quoi qu'il en soit, et en dehors des nuances plus ou moins appréciables propres à chaque auteur, nous devons voir dans la dartre, avec les médecins que nous venons de citer, non-seulement les produits d'une altération locale, mais un ensemble de caractères qui en font une famille très-naturelle en nosologie ; et, dans un grand nombre de cas, on ne saurait douter que la diathèse dartreuse est complétement latente et se manifeste, même en dehors des moments d'éruption, par des caractères particuliers, par des accidents multiples, se montrant en même temps ou successivement sur les membranes muqueuses, la peau, le système nerveux, et même les viscères. Ici encore on nous permettra de ne pas descendre dans tous les détails de doctrine que ne comporte pas d'une façon très-directe le côté thérapeutique que nous avons particulièrement en vue.

Il faut l'avouer, la réaction a été forte en ce qui concerne le traitement des dartres par les sulfureux ; elle a même été si grande, qu'au moment actuel un certain nombre de médecins ont entièrement banni le soufre et même les Eaux sulfureuses thermales de la thérapeutique des dartres. Cependant les malades continuent à venir aux sources, les médecins persistent à voir et à obtenir des guérisons dans les stations thermales. Il existe donc quelque part un malentendu dont il est difficile de saisir la nature ; cependant l'expérience clinique nous enseigne deux choses. Si elle est faite aux Eaux, voici ce que l'on peut observer :

Les dartreux ont une tolérance particulière pour ces Eaux. « Au vingtième ou au quarantième bain, dit Astrié, une exacerbation des accidents locaux se montre ; la lésion herpétique s'étend, jette une quantité considérable de liquide séro-purulent; la fluxion est douloureuse; toute la poussée consécutive, critique, semble se porter sur elle.

«On modère ou l'on suspend le traitement, et les choses reviennent à l'état premier; les bains sont repris, provoquent une nouvelle exaspération du mal. Le malade part mécontent et désespéré; le calme revient, la dartre s'anime une ou deux fois, puis guérit. Dans d'autres cas, l'amélioration et la disparition de la dartre coïncident, vers la même époque, avec l'apparition de sueurs abondantes, visqueuses, de flux diarrhéique, d'un retour d'hémorrhoïdes, ou d'un écoulement menstruel plus abondant. »

Si, au contraire, l'expérience clinique est faite en dehors des Eaux, à l'aide d'un régime doux, d'applications de cataplasmes de fécule sur les dartres, de bains d'amidon, avec l'adjonction du traitement arsenical à l'intérieur, la dartre s'efface le plus souvent sans passer par les poussées douloureuses dont nous venons de retracer le tableau.

Le second mode serait certainement préférable, s'il ne nous était démontré chaque jour qu'il faut par ce dernier moyen enregistrer un bien plus grand nombre d'insuccès que par l'emploi des Eaux. Ce n'est pas tout : quelque puissant modificateur que soit l'arsenic, il est démontré, en outre, qu'il ne préserve pas des récidives aussi longtemps et aussi efficacement que les Eaux en question.

Mais cette action bizarre des Eaux sur les dartres ne sort pas pour cela de l'action que nous leur connaissons. Leur vertu locale est excitante; elles excitent donc la dartre sur laquelle elles sont appliquées, et la guérissent ainsi, comme le lupus se guérit par des cautérisations, comme une inflammation légitime guérit une inflammation morbide sous-jacente. Dans ce cas, la médication sulfureuse thermale devient médication substitutive, et c'est à ce titre qu'elle guérit les affections dartreuses.

D'ailleurs l'action générale des Eaux sulfureuses thermales paraît encore influencer l'herpétisme d'une façon favorable, au point d'empêcher les manifestations ultérieures de cette diathèse ou de les atténuer singulièrement.

D'un autre côté, on n'a pas observé, que nous sachions, chez les malades dotés de cette diathèse, d'altération spéciale du sang, ni de l'organisme; rien, en un mot, qui se rapproche de la scrofule ou de la chlorose. C'est donc en cela que pourrait paraître justifiée l'action spéciale, élective, nous allions presque dire spécifique, des Eaux sulfureuses thermales sur la diathèse herpétique.

Désormais, il serait superflu de parcourir la série nombreuse des affections tant internes qu'externes favorablement traitées par ces Eaux. Qu'il nous suffise de mentionner toutes les dartres sèches ou humides de la peau, les affections dartreuses des paupières, du conduit auditif externe, l'angine granuleuse, si bien étudiée dans sa nature par Chomel et par M. Guéneau de Mussy; les dartres des narines, certains asthmes, certaines bronchites chroniques où l'emploi des Eaux sulfureuses faisait dire à

Bordeu que ces Eaux étaient « son baume et son bé-
chique »; quelques affections de l'estomac, des intes-
tins, sans oublier surtout un grand nombre d'affec
tions des organes génito-urinaires de l'homme ou de
la femme, source féconde de maux nombreux et d'in-
firmités que l'on rencontre aussi, mais moins fré-
quemment, comme manifestations scrofuleuses :
toutes affections favorablement influencées chaque
jour par l'emploi des Eaux sulfureuses thermales.
Que d'écoulements taris, que de femmes longtemps
demeurées stériles, sont devenues fécondes après
une ou plusieurs saisons à ces Eaux !

*3° Action des eaux sulfureuses thermales dans les affec-
tions arthritiques.*

Sans entrer profondément dans l'étude de cette
diathèse, au moins en ce qui regarde toutes les
manifestations possibles, il faut noter que le tempérament sanguin est le terrain propre de la goutte
et du rhumatisme. La théorie ne nous dit rien en
faveur de l'application des eaux sulfureuses thermales dans cette diathèse, on plutôt elle nous en-
gage à éloigner cette médication dans les manifestations arthritiques. La théorie ne nous disait rien
en faveur de cette médication dans la diathèse herpétique, mais elle ne nous la défendait pas. Nous
avons vu que, dans cette dernière diathèse, l'action
des eaux sulfureuses thermales est incontestable, au
point de vue clinique, si elle n'était pas indiquée
par les données physiologiques.

Ici, il n'en est plus de même, au moins d'une façon générale, parce que, au lieu d'enrichir le le sang, comme le font les sulfureux, il faut plutôt l'appauvrir. C'est alors qu'apparaissent Vichy et toutes les eaux alcalines dans toute leur splendeur. Mais, comme le fait si judicieusement remarquer notre excellent maître, M. Pidoux (1), « la vie de l'arthritisme a deux grandes périodes; l'une de génération, d'accroissement et de force, c'est l'arthritisme sthénique de Brown; l'autre de décroissance, d'altération, de dégénération, c'est la goutte asthénique du médecin écossais. L'arthritis goutteux a donc des âges dans l'individu et surtout dans les générations. Il y a des familles où la goutte est jeune et encore à sa période ascendante; d'autres où elle est vieille et à sa période décroissante....... On peut donner les eaux alcalines avec modération dans la période adolescente de l'arthritis goutteux; il faut généralement les interdire dans la goutte qui a passé sa période d'état, qui tend à vieillir et à s'user. Si on a intérêt à reconstituer une goutte ou un goutteux, les eaux sulfurées seront véritablement les eaux régénératrices de la goutte. Ce pouvoir de revivifier la goutte revient à celui de guérir la scrofule; non parce que pour guérir la scrofule il faille susciter la goutte, mais parce qu'une des conditions de cette guérison consiste dans la formation d'une sorte de tempérament sanguin factice, et que le tempérament sanguin est le terrain propre de la goutte.

(1) *Qu'est-ce que le rhumatisme?* Paris, 1861, p. 44.

Les sulfureux réintègrent plus puissamment l'hématose, et surtout plus solidement, que les ferrugineux.

Que les eaux sulfureuses poussent à la goutte, cela n'est pas douteux ; que par la même raison elles excitent les reins, favorisent là formation de la gravelle, congestionnent le foie, stimulent le cœur, ces siéges d'élection de la goutte et du rhumatisme viscéral, cela ne me paraît pas moins certain. Ces propriétés peuvent être parfaitement utilisées chez les sujets lymphatiques et pourtant goutteux..... Voilà donc les deux indications extrêmes et opposées : atténuer l'arthritis violent et sthénique, reconstituer l'arthritis atonique ou cachectique. Pour la première indication, alcalins ; pour la seconde, sulfureux. »

Ces paroles résument tellement bien la question actuelle que nous avons cru ne pouvoir mieux faire que de les rapporter textuellement.

L'action des eaux sulfureuses thermales est donc toujours tonique, excitante.

Quant à l'association des affections arthritiques avec la scrofule, etc., c'est un point sur lequel il est inutile de nous étendre, après les détails dans lesquels nous sommes entré en parlant des diathèses précédentes.

4° Action des eaux sulfureuses thermales dans les affections syphilitiques.

Bien des divergences règnent sur le rôle que jouent les Eaux sulfureuses thermales dans le traitement de la syphilis. L'action de ces Eaux, en effet, est complexe, et mérite qu'on s'y arrête un instant.

Les Eaux sulfureuses thermales poussent à la peau, et, comme telles, on les voit très-souvent faire apparaître, ou simplement exagérer les manifestations cutanées de la syphilis. Veut-on, pour une cause quelconque, mettre à l'épreuve un sujet qu'on soupçonne d'être atteint de syphilis, veut-on s'assurer que la syphilis n'est plus en puissance et qu'elle a entièrement cédé au traitement antérieur, la propriété qu'ont ces Eaux, comme dit Patissier, de *dévoiler l'inconnu*, fait qu'on trouve en elles une véritable *pierre de touche* de la syphilis.

On le voit, les Eaux sulfureuses trouvent leur application dans les cas de syphilis larvée, alors que la physionomie de celle-ci est obscure, difficile à reconnaître, ou lorsque deux diathèses, comme la syphilis et l'herpétisme, se montrent combinées ensemble. Les effets du traitement thermal permettent alors de distinguer ce qui appartient à l'une et ce qui appartient à l'autre; car une fois une première période d'excitation traversée, la manifestation herpétique ne tarde pas en général à subir à un certain degré l'action curative du traitement, tandis que la dermatose spécifique demeure au même point ou ne fait que s'exaspérer (voy. Pégot). (1)

D'ailleurs, comme le fait judicieusement observer

(1) Pégot. Essai clinique sur l'action des Eaux de Bagnères-de-Luchon dans le traitement de la syphilis. 1854, p. 104.

M. L. Blanc (Thèse de Paris, 1867), quand les sulfureux font apparaître les manifestations syphilitiques, celles-ci prennent une couleur rouge plus foncée, sans jamais amener de démangeaisons, comme cela arrive souvent pour les manifestations arthritiques, et plus souvent encore pour les éruptions herpétiques.

Il ne faudrait pas croire cependant que cette vertu des eaux dont nous parlons, bien qu'elle soit presque générale, se montre d'une façon absolue dans tous les cas. On a trouvé des malades réfractaires à leur action, et notre ancien maître M. Ricord, en compte plus d'un exemple dans sa pratique.

Mais là ne se bornent pas les avantages qu'on peut en tirer. Que de fois, en effet, n'a-t-on pas vu des cachexies syphilitiques avancées, doublées ou non de scrofule, améliorées considérablement par l'usage de ces eaux? Que de fois aussi des manifestations ulcéreuses tenant à la fois des deux diathèses et accompagnées d'engorgements pour ainsi dire mixtes des ganglions, ont été heureusement modifiées, excitées, guéries par l'action topique jointe à l'action excitante générale dont nous venons de parler. Bien entendu, tous les cas ne sont pas propices à cette action, qui consiste à guérir les ulcérations chroniques en les ramenant à l'état aigu. Le praticien ne devra jamais perdre de vue qu'il peut, par une trop forte excitation générale, joindre la fièvre thermale à l'état aigu de la syphilis; il devra toujours songer aux dangers de la médication sulfureuse dans les cas de syphilides ulcéreuses malignes, si bien étudiées par notre collègue et ami le Dr Dubuc (1).

On voit donc combien il est facile de mettre à profit l'action remontante des eaux thermales sulfureuses dans la syphilis, dans cette diathèse qui a si souvent, comme l'indique M. Bazin, le triste privilége de faire apparaître la manifestation scrofuleuse ; mais en tout cas, le praticien devra savoir en modérer l'emploi, pour éviter les écueils que nous venons de signaler.

Là ne s'arrête pas l'application des eaux sulfureuses thermales dans la syphilis. On leur a fait jouer un rôle plus important et presque direct sur l'affection constitutionnelle elle-même.

Il serait téméraire aujourd'hui de vouloir trouver dans les sulfureux un spécifique de la syphilis ; cependant on est frappé de voir quelques auteurs rapporter aux eaux sulfureuses tout le bénéfice de certaines guérisons bien avérées. Ces faits sont rares dans la pratique ; on ne les rencontre plus, si ce n'est, comme le fait remarquer avec soin M. Pégot (2), chez des malades saturés déjà de préparations mercurielles. C'est probablement à des cas de ce genre qu'il faut rapporter toutes ces guérisons apparentes par les sulfureux.

Mais, si le soufre n'a pas d'action directe sur le vice constitutionnel lui-même, ses propriétés s'appliquent avec succès chez les syphilitiques, soit

(1) Thèses de Paris, 1865.
(2) Pégot, *loc. cit.*, p. 41.

pour combattre la cachexie mercurielle dans laquelle ils ont été plongés à la suite d'un traitement rationnel, soit pour favoriser l'action du mercure sur l'économie entachée de syphilis.

On sait que l'un des moyens les plus puissants pour améliorer, sinon guérir radicalement, les individus intoxiqués par le mercure, réside dans l'emploi des eaux sulfureuses. A. Pelletan rapporte que les Indiens occupés aux mines de mercure du Pérou se guérissent du tremblement et des autres accidents qu'il occasionne, en faisant usage *intus et extra* des eaux minérales sulfureuses. D'ailleurs ce que nous avons dit au sujet du mode d'action des sulfureux suffit pour nous expliquer ses effets avantageux. On s'adresse à une cachexie avec profond état chloro-anémique; les eaux remontent toutes les fonctions de l'économie. Ajoutons que le soufre, ayant la propriété incontestable de dissoudre les composés albumino-hydrargyriques qui causent l'empoisonnement en pareil cas, facilite singulièrement l'élimination du poison, et partant préserve pour l'avenir les organes de son action toxique.

Il est des accidents plus immédiats de la médication mercurielle que le soufre combat encore merveilleusement; nous voulons parler surtout de la stomatite, qui prend quelquefois des proportions telles qu'elle oblige de suspendre l'emploi du mercure. M. Fontan a montré que les malades, qui ne pouvaient, soit à cause de leur état lymphatique, soit pour tout autre motif, supporter le mercure,

alors qu'ils étaient atteints de syphilis, se trouvaient
admirablement de l'emploi simultané des mercuriaux et des eaux sulfureuses. Malgré les doses
quelquefois énormes de mercure ingéré, on ne voit
presque jamais la salivation se produire. M. Des-
pine, observant à Aix (en Savoie), a fait la même
remarque. L'expérience est venue chaque jour confirmer ce premier fait important ; et nous lisons
dans M. Durand-Fardel (*loc. cit.*, p. 707) le passage
suivant qui indique jusqu'où s'étend l'action simul-
tanée du mercure et des eaux sulfureuses :

« Il est des individus qui, par suite de conditions
constitutionnelles sans doute, quelquefois en conséquence de traitements tardivement ou mal dirigés,
présentent une résistance opiniâtre à l'action des
médicaments spécifiques. La maladie tend sans
cesse à s'accroître, les symptômes syphilitiques se
multiplient et surtout se fixent obstinément, et un
véritable état cachectique finit par se développer,
et quelquefois peut les conduire au tombeau. Il
paraît hors de doute que la combinaison des eaux
minérales avec les préparations mercurielles ou
iodurées est parfaitement propre à faire cesser cette
inertie de la médication. »

Sans doute, on pourra voir dans tout ce que nous
venons de rapporter une sorte d'échafaudage bâti
sur l'action spécifique du mercure dans la syphilis,
action, comme on le sait, vivement mise en doute
de nos jours par quelques praticiens. Les plus
hardis rejettent résolument toute action du mercure
sur la syphilis ; d'autres, plus timides ou mieux

avisés, n'osent pas aller aussi loin. Tout en rejetant le mercure comme spécifique dans le traitement de la syphilis, parce qu'il serait inutile dans la pre mière période, et parce qu'il cèderait sa place à l'iodure de potassium dans la troisième, ils lui reconnaissent une action favorable dans la seconde, alors qu'il s'agit de guérir les accidents cutanés de la syphilis. En pareil cas, ils acceptent que le mercure guérit ces manifestations cutanées, parce qu'il s'élimine par la peau.

Alors les eaux sulfureuses sont utiles en favorisant cette élimination du mercure, qui est nécessaire, par la surface cutanée; le soufre entraînerait avec lui le mercure par la même voie d'élimination; le soufre n'aurait donc pour effet réel que de diriger le mercure sur les points malades. D'un autre côté, comme le mercure s'élimine par la bouche et le tube digestif aussi bien que par la peau, le soufre, en arrêtant la salivation et en conjurant la diarrhée, force au contraire le mercure à passer plus complétement par la peau, alors que déjà, par son action propre, il sollicitait ce médicament à s'éliminer avec lui par les téguments.

Quoi qu'il en soit de ces interprétations et de ces doctrines, les faits, plus ou moins tourmentés, demeurent incontestables.

Pour nous, non convertis jusqu'à présent par les ennemis du mercure, nous pensons qu'il faut continuer sagement à vivre dans les errements des anciens, tout en profitant des enseignements que chaque jour l'expérience nous donne.

D'ailleurs, sans prononcer ici le mot de *spécifique*, nous ne sommes pas pleinement convaincu que le mercure cède sa place à l'iodure de potassium dans le traitement de la période tertiaire de la syphilis.

On a dit, et le fait est certain, que le soufre remet en circulation le mercure qui se trouve sous la forme de composés albumino-hydrargyriques, chez les syphilitiques soumis autrefois au traitement mercuriel.—Cette action du soufre est parfaitement mise en évidence par M. Blanc, dans sa thèse, n'y insistons pas;—et l'on accepte alors que le mercure, redissous à la faveur du soufre, agit seul sur la syphilis. Qu'on nous permette une réflexion à ce sujet. Le soufre, donné seul, ne guérit point la syphilis; nous l'acceptons volontiers. Mais n'a-t-on pas dit également que l'iodure de potassium, donné seul, même à la période tertiaire, chez des individus qui n'ont pas pris de mercure, se montre sans action sur ces accidents? N'a-t-on pas dit, au contraire, que l'iodure de potassium n'agit qu'en formant des composés mercuriaux solubles avec le mercure resté confiné dans l'économie, et qu'il n'a d'action sur les accidents syphilitiques, qu'en tant qu'il forme un biiodure de mercure? Que devient donc la vertu propre de l'iodure de potassium contre les manifestations tertiaires? L'iodure de potassium agit-il autrement dans ce cas que le soufre dont nous parlions tout à l'heure? Et ne peut-on pas apporter, à l'appui de cette opinion, l'exemple de cas de syphilis tertiaires guéries simplement par l'iodure de fer, alors que les mêmes biiodures de mercure ont pu se produire aussi bien qu'avec l'iodure de potassium.

Ce que le soufre ferait à la période secondaire, en portant le mercure sur les points malades, la peau, par exemple, l'iode le ferait également en portant le mercure sur les points malades plus profonds, le tissu cellulaire et les parenchymes (1).

Au mercure reviendraient donc toujours les honneurs de la cure.

En conséquence, avant de passer condamnation sur le mercure, nous croyons qu'il est prudent d'attendre, puisque, comme on vient de le voir, il n'est pas encore prouvé qu'il ne soit pas le seul agent qui influe d'une façon élective sur la syphilis.

Dès lors, l'action du soufre et des Eaux sulfureuses thermales dans la syphilis reste debout, telle que nous l'a transmise la tradition, telle que nous la démontrent encore chaque jour les observations modernes.

(1) Nous devons la connaissance de quelques-uns de ces faits de guérison des accidents tertiaires par l'iodure de fer à l'obligeance de notre excellent ami le Dr Duguet, qui a pu étudier la question pendant son internat à l'hôpital Saint-Louis et au Midi, et il nous a affirmé que M. Puche, son maître, reconnaît à l'iodure de fer le même pouvoir qu'à l'iodure de potassium dans le traitement des exostoses syphilitiques.

FIN

TABLE DES MATIÈRES.

FIN DE LA TABLE.

A. PARENT, imprimeur de la Faculté de Médecine, rue Mʳ-le-Prince, 31.

9 782019 257118